0時間目のメディカルドリル

NEW 病気のしくみとなりたち
要点整理＆ドリル

監修　安谷屋　均　前・沖縄県立看護大学教授

ゼロから学ぶ病理学のキホン

CONTENTS

1日目	病理学って何だろう？	9日目	腫瘍①　腫瘍の原因と分類
2日目	先天異常	10日目	腫瘍②　悪性腫瘍の転移と鑑別
3日目	細胞損傷①　細胞の死と再生	11日目	炎症①　炎症の原因と経過
4日目	細胞損傷②　可逆性の損傷と適応能力	12日目	炎症②　炎症のメカニズム
5日目	代謝異常①　代謝の基本と糖・脂質の代謝異常	13日目	免疫の異常
6日目	代謝異常②　タンパク質・核酸・カルシウム・色素の代謝異常	14日目	感染と病原微生物
7日目	循環異常①　体液と循環異常	別冊①	総仕上げ！力試しの100問テスト
8日目	循環異常②　血管の閉塞とショック	別冊②	100問テスト解答・解説

本書のポイント

❶要点整理で無理なく学習
多くが未学習分野である病気の知識について、初学者でも学習できるように要点を整理し、わかりやすくまとめました。だから無理なく知識が身につきます。

❷項目ごとにおさらいドリルで復習
要点整理で学習した後は、項目ごとに設けられたおさらいドリルで復習。要点整理の学習内容を振り返りながら覚えることができます。

❸初学者でも学習可能な内容とボリューム
あれもこれも取り上げた参考書ではなく、教科書を読んだり授業を受ける前にまずは知っておきたい知識に絞りました。入学前や授業前の予習に最適です。

❹総仕上げの力試しができる
本体ドリルで学習した後に、その成果を試す100問テストを別冊で用意しました。実践的な4択式で、考えながら解答する力を養います。

❺別冊だから使いやすい！
100問テストの解答も別冊です。本体ドリルでの学習成果をみるための力試しテストとして活用することができます。

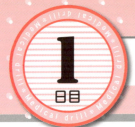

病理学って何だろう？

学習のポイント　「どのようにして病気になるのか」「病気の原因は何か」「身体にどのような変化があるのか」「どんな症状が現れるのか」といった、**病気のしくみを学習するのが病理学**です。解剖生理学で学ぶ人体の正常な状態と比較しながら理解しましょう。

1 病理学とは？…病気のしくみを知る

正常な状態ではみられない**人体の構造と機能の異常が病気**で、疾患や疾病ともよばれます。通常、**構造（しくみ）の異常には、機能（はたらき）の異常が伴います**。

人体のしくみとはたらきに起こる異常、すなわち病気の原因、成り立ち、経過などについて学習するのが**病理学**で、正常なしくみとはたらきを学習する**解剖生理学**と対をなしているといえます。

病理学では、見た目で明らかにわかる形状の異常から、細胞レベル、遺伝子レベルで起こる**肉眼ではわからない異常**、あるいは**原因不明の異常などもその研究対象**となります。

病理学の目的は、**病気のしくみを理解すること**にあります。病気の治療方針を決定したり、新たな治療方法や薬の開発に役立てたり、病気の予防策を講じるための大事な学問なのです。

[病理学の目的]
① 細胞・組織レベルで病気が発生した原因を知る
② 病気がどのようなしくみで人体に影響を及ぼしているかを調べる
③ 正常な状態と比較して病気によりどのような変化が起きるかを知る

2 基本的病変とは？

➡ **細胞・組織・器官**
細胞が集まり一定の機能をもったものが組織で、さらに組織が組み合わさり特定の機能をもったものが器官です。

生物を構成する最小単位が**細胞**です。ヒトの身体は60兆個ともいわれる**細胞の集合体**からできています。何らかの原因によってその細胞の構造やはたらきに異常が起きたり、さまざまな刺激によって細胞が傷害されると、それぞれの細胞や組織で**代謝異常や循環異常、腫瘍、炎症**という変化が起こります。**細胞レベルでみられるこれらの共通の変化が基本的病変**で、病気の根本的な原因となります。

➡ **多細胞生物**
1個の細胞そのものが生物である場合を単細胞生物、複数の細胞が集まって形成されている生物体を多細胞生物といいます。

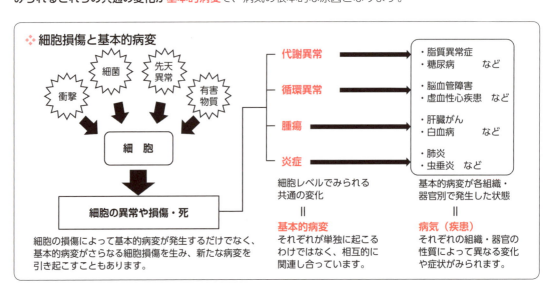

例えば、糖質の代謝異常による病気を糖尿病、脳の循環異常を脳血管障害、肝臓に起こる悪性の腫瘍を肝臓がん、肺で起こる炎症を肺炎とよぶように、**基本的病変が全身の各組織や器官を構成する細胞で発生**することにより、それぞれの組織や器官の構造や機能を障害し、生体にとってさまざまな症状や不利益が生じた状態こそが病気なのです。

病理学ではまず、すべての基本となる細胞の異常・損傷と、その原因の一つである遺伝的な先天異常、そして基本的病変である代謝異常、循環異常、腫瘍、炎症を理解することで病気のメカニズムを解明していきます。

③ 病気のしくみを知るために…細胞診と生体組織診

病気のしくみを知るために、病気の発生、状態、経過を観察する目的で行われるのが病理検査です。そのうち**生体の病変部の細胞や組織の一部を観察し、検査することを**生検（バイオプシー）、病死した患者を解剖し、病気の原因などを検査することを病理解剖＝剖検といいます。

生検は、細胞そのものを観察・検査する細胞診と、多くの細胞から形成される組織全体を通して病気の状態を調べる生体組織診（または組織診）に分類されます。細胞診は、喀痰（いわゆるたんのこと）や膣分泌物、胸水・腹水（胸腔や腹腔に貯留した体液）、尿などに含まれる細胞や細菌を診断する方法で、**がん細胞の診断などに特に有用な検査方法**です。細胞診には、病変部から剥がれ落ち、病変の表面や胸水、腹水、喀痰に存在する細胞を採取して調べる剥離細胞診と、病変部に針を刺し、吸引して採取した細胞を調べる穿刺吸引細胞診があります。

一方、生体組織診は、異常が発生している部分の組織の一部を採取して診断する方法をいいます。細胞診とくらべ、周囲の組織との違いや異常の程度、分布などを知ることができ、**病理学的に病気の確定診断を下すのに有効**です。

また病理検査は、手術中に行われることもあります。手術中の患者から切り取った細胞や組織を観察し、手術の方向性などの参考にします。これを迅速診断といいます。

④ 検体の固定と染色

検査をする細胞や組織の一部を**検体**とよびます。この**検体を乾燥させずに生きた状態で保つことを固定**といい、固定液が用いられます。細胞診では検体をアルコールで固定した後、顕微鏡によって診断します。一方、生体組織診では多くの場合10〜20％に薄めたホルマリン液が用いられ、**検体が十分浸かるようにして固定**し、診断を行います。

また、検体を固定し作製された標本をより観察しやすくするために染色という作業が行われます。**採取した細胞や組織に色をつける**ことで、起きている異常をより早く、正確に把握することができます。染色する対象や観察目的により、HE（ヘマトキシリン・エオシン）染色やパパニコロウ染色、ギムザ染色、グラム染色などの方法が用いられます。

➡ **HE染色**
生体組織診において多く用いられる染色法で、ヘマトキシリンという染料によって細胞核を青、エオシンによって細胞質や線維、赤血球を赤に色分けして観察を行いやすくします。

➡ **パパニコロウ染色**
核を暗い紫色に、そして細胞質をその性質によって橙色、緑色、朱色に色分けすることで観察をしやすくする染色法です。おもに細胞診でよく用いられます。

Column　スピードが勝負！迅速診断

手術中、早急に病変の状態を確認するために行われる診断を迅速診断といい、取り出された検体はすぐに病理検査に回され、すぐに術者に検査結果が伝えられます。迅速診断は、がんの切除がきちんと行われたか、がん細胞が残存していないかなどをその場（10分程度で結果が出ます）で知ることができ、**手術の進行方法、方向性を決める**のに重要な判断材料となります。テレビドラマの手術シーンで、「すぐに病理に回して！」というのがまさに迅速診断なのです。

5 病気の原因（内因と外因）

病気を引き起こす原因＝病因のうち、**生体の内部から病気を引き起こす要因**を**内因**、生体の外部から作用し、**病気を引き起こす要因**を**外因**といいます。

内因は大きく、**一般的素因**（素因とは病気にかかりやすい性質のことです）、**個人的素因**、**遺伝**、**内分泌障害**、**免疫**、**酵素異常**に分けることができます。

外因はおもに気圧や温度などの**自然環境的なもの**による**物理的因子**、化学物質による**化学的因子**、栄養不足や過剰摂取による**栄養障害**、ウイルスや寄生虫に代表される**生物的因子**などがあります。

また、病気を治すために行う薬物治療や手術などの医療行為が新たな病気を引き起こすことがあります。これを**医原病**といい、医療ミスによる感染症などがあります。さらにストレスがうつ病などの精神疾患を引き起こすこともあり、これらも外因の一つといえます。

➡ **医原病**

もともとは医師からの病状説明などにより患者の心理に異常が生じた状態を表していましたが、医療技術が進歩した現在では、医療行為を施すことによって新たに発生した異常を意味します。医薬品やX線などの副作用のほか、医療ミスによって引き起こされる場合も医原病といえるでしょう。

❖ 病気の内因と外因

	分類	おもな要因・媒介	引き起こされるおもな疾患・症候群
内因	①一般的素因…誰しもが共通してもつ素因	年齢	老化による病気、小児特有の病気など
		人種	人種そのものの遺伝的要因や生活習慣等で引き起こされる疾患
		性別	性別により現れやすい疾患など
		臓器	臓器により好発する疾患など
	②個人的素因…個々の体質による素因	体質	病気に罹患（りかん）しやすい体質により引き起こされる疾患
	③遺伝	遺伝子 染色体	遺伝子や染色体の異常による疾患（ダウン症候群など）
	④内分泌障害	ホルモン	バセドウ病、巨人症、低身長症などホルモンの分泌異常が原因となる疾患
	⑤免疫	免疫機能	アレルギーや自己免疫疾患など
	⑥酵素異常	代謝酵素	個人の生活習慣、環境により現れる疾患
外因	①物理的因子	気圧	高山病、減圧による塞栓症
		温度	熱中症、凍傷、熱傷
		紫外線	皮膚がん、眼病
		放射線	造血器の障害、免疫力低下、白血病などのがん
		騒音や振動	職業病でみられる騒音による難聴や振動傷害など
	②化学的因子	化学物質	イタイイタイ病や水俣病などに代表される公害病
		薬物	薬物中毒など
	③栄養障害	栄養素	ビタミン欠乏症や過剰摂取による肥満、動脈硬化など
	④生物的因子	病原微生物	インフルエンザ、クラミジア、ウイルス性肝炎など
		寄生虫	アニサキス、ぎょう虫症、横川吸虫症、サナダムシなど
		昆虫	ツツガムシ病、マラリアなど
		動植物	狂犬病、野兎病、住血吸虫症など
	⑤その他	医療行為 ストレス	薬害や院内感染など、医療が原因となる種々の医原病やうつ病などの精神疾患

力がつく!! おさらいドリル

1 つぎの文章を読み、正しいものには○、誤っているものには×を書きましょう。

（1）病理学では、肉眼で見えない異常は対象としない。　[　　　]

（2）細胞診は、がんの診断に有効である。　[　　　]

（3）迅速診断は検査後2～3日で検査結果が出る。　[　　　]

（4）生体組織診では、固定にホルマリン液を用いる。　[　　　]

（5）体内に侵入し病気を引き起こすウイルスは病気の内因である。　[　　　]

2 空欄にあてはまる語句を書きましょう。

（1）検体を乾燥させずに生きた状態で保つことを ＿＿＿＿＿＿＿＿ という。

（2）病死した患者を解剖し、病気の原因などを検査することを ＿＿＿＿＿＿＿＿ という。

（3）異常が発生している部分の組織の一部を採取して、診断する方法を ＿＿＿＿＿＿＿＿ という。

（4）病気の外因のうち、気圧や温度など自然環境的なものは ＿＿＿＿＿＿＿＿ 因子とされる。

（5）医療行為が原因となり発生する病気を ＿＿＿＿＿＿＿＿ 病という。

3 つぎの設問に答えましょう。

（1）バイオプシーとは何か、簡潔に説明しなさい。

（2）染色は何のために行われるか、簡潔に説明しなさい。

※答えはP.58からの解答を参照

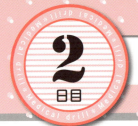

2日目 先天異常

学習のポイント

出生前に起こる異常、すなわち**生まれつきの異常が先天異常**です。先天異常には親から受け継ぐ遺伝によるものや、原因不明の突然変異によって起こるものなどさまざまです。異常の現れ方により分類されるので、整理して覚えましょう。

1 先天異常とは？

出生前に起こる何らかの原因により、**生まれつきもつ身体の異常を先天異常**といいます。先天異常は、形態的な異常（＝**奇形**）や機能的な異常として現れますが、**多くの場合は原因が明確ではありません**。一方、正常な状態で生まれたのち、外部のさまざまな原因により引き起こされる異常は、先天異常に対して**後天異常**といいます。先天異常は、つぎのような場合に発生します。

①原因不明の**突然変異**によって遺伝子や染色体に異常が現れる場合
②親のもつ遺伝子や染色体そのものの異常が受け継がれる場合＝**遺伝要因**
③遺伝ではなく、母体が受ける外部の影響（感染症や喫煙、放射線、薬剤等）や胎内環境そのものが胎児に影響して異常が現れる場合＝**環境要因**

2 遺伝病と染色体異常

遺伝を要因とする先天異常を**遺伝子異常**といい、大きく**遺伝病**と**染色体異常**に分けられます。

①遺伝病

遺伝とは親の形や性質＝**形質を子やそれ以降の世代が受け継ぐこと**をいい、それを決定づける因子が**遺伝子**です。遺伝子の本体は**DNA（デオキシリボ核酸）**で、細胞の核内に存在しています。DNAは細胞核が分裂する際に出現する遺伝を担う物質です。このDNAそのものの異常により発生する先天異常を**遺伝病**（または**遺伝性疾患**）といいます。

➡ **DNAと染色体**
DNAはヒストンというタンパク質に巻きつくようにして核内に存在しています。核分裂の際にそれらが集まって棒状の塊を形成します。これが染色体です。

❖ 遺伝病と染色体異常

遺伝病	
設計図（DNA）そのものに欠陥がある場合	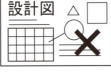

染色体異常	
設計図に基づいて部品（染色体）がつくられる過程で欠陥が生じる場合	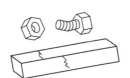

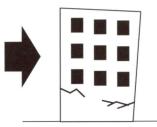

遺伝子異常

設計図（DNA）に欠陥があっても、部品（染色体）に欠陥があっても、結果的には異常が発生します。

②染色体異常

　細胞核が分裂するときには、核の内部を満たしている染色質が凝集し、ヒモ状の染色体へ変化しますが（ヒトでは23対46本）、この過程において染色体の数や構造に異常が生じた場合にも先天異常を引き起こします。これを染色体異常といいます。代表的な染色体異常がダウン症候群で、21番目の常染色体が1本多い（3本ある）ために起こる異常です。1対2本の染色体が通常より1本多い状態をトリソミーといい、21トリソミーともよばれるダウン症候群のほか、18トリソミー、13トリソミーなどの数的異常があります。また、染色体の本数は正常でありながら、5番目の常染色体の一部が欠失する猫なき症候群などの構造異常もあります。

　さらに、性染色体の異常が原因となることもあります。ターナー症候群（性染色体であるX染色体が少ない）、クラインフェルター症候群（X染色体が多い）などは性染色体の数的異常です。

➡染色質
DNAとヒストンを主成分とする物質が染色質で核の内部を満たしています。クロマチンともいいます。

➡モノソミー
染色体が通常より1本多い状態をトリソミーとよぶのに対し、通常より1本少ない状態をモノソミーといいます。ターナー症候群は性染色体のモノソミーです。

➡性染色体
性別を決定するXとYの2種類の染色体が性染色体です。男性はX染色体とY染色体を1本ずつもち、女性はX染色体を2本もちます。卵子はX染色体をもちますが、精子はXかYの一方をもつため、受精する精子の型により性別が決められます。

❖ おもな遺伝病と染色体異常

	病名	おもな症状	分類
遺伝病	ハンチントン病	自身で制御できない踊るような運動（そのためハンチントン舞踏病ともよばれます）や行動異常、認知障害などを示す難病です。	常染色体優性遺伝
	マルファン症候群	身体を形成する組織のうち、結合組織に異常がある遺伝子病です。骨、心臓、動脈、眼、歯などに異常がみられます。手足も細く、痩身ですが身長は高いという特徴があります。	常染色体優性遺伝
	フェニルケトン尿症	フェニルアラニン（アミノ酸の一種）を分解する酵素の遺伝的欠損により、フェニルアラニンが体内に過剰に蓄積することで脳の発達障害や脳波の異常、けいれんなどがみられます。ただし、早期診断後に適切な食事療法をすることで重度の精神障害化を予防することが可能です。	常染色体劣性遺伝
	クレチン症	先天的な甲状腺の機能障害によりホルモン分泌が不足し、身体的、精神的な発達の遅れがみられます。	常染色体劣性遺伝
	色素失調症	皮膚の異常のほか、頭髪、爪、眼など様々な異常を伴います。男児の場合はほとんどが死産で、圧倒的に女児に多くみられます。	常染色体優性遺伝
	血友病	血液を凝固させる因子が不足または欠如しているため、出血が止まりにくいという症状をもつ代表的な伴性劣性の遺伝病（男性にみられます）。	伴性（劣性）遺伝
	筋ジストロフィー（デュシェンヌ型）	筋肉が萎縮し、筋力低下を示す遺伝性の筋疾患の総称です。特に頻度の高いのはデュシェンヌ型で、男性だけにみられる伴性劣性遺伝です。	伴性（劣性）遺伝
染色体異常	ダウン症候群	22対（各2本）あるヒトの常染色体のうち、21番目の染色体が3本あることによる異常。低身長や小頭、特有の顔つき、巨舌で口が閉じにくい、大人しく、あまり泣かないなどの特徴をもちます。	常染色体数的異常
	18トリソミー	発見者にちなみエドワーズ症候群ともよばれる女児に多い染色体異常で、18番目の染色体が1本多いことで発症します。知的障害や唇の奇形、心疾患が多くみられます。	常染色体数的異常
	13トリソミー	パトー症候群ともよばれる13番染色体のトリソミーです。小頭症で眼球が小さいなどの頭部の異常や手指の異常、脳の機能障害や発達遅滞、重度の心疾患などがみられます。	常染色体数的異常
	猫なき症候群	5番目の染色体が欠損していることによる重度の知的障害のある異常です。出生時に猫のような鳴き声をすることからよばれます。	常染色体構造的欠損
	クラインフェルター症候群	男性のもつXY染色体のうち、X染色体が1つ多い（それ以上多い場合もあります）ことによる、男性にのみ発生する異常。体毛は薄く、女性的な成長がみられます。	性染色体数的異常
	ターナー症候群	女性のもつXX染色体のうち、1つが少ない（X）ことで起こる、女性に発生する異常。多くは流産しますが、出生後は成長に伴い二次性徴の欠如や無月経などがみられます。	性染色体数的異常

➡結合組織
軟骨や腱（けん）、靭帯（じんたい）など、組織同士をつなげるはたらきをもつ組織のこと。

3 優性遺伝と劣性遺伝

遺伝病や染色体異常など、親からの遺伝による異常は、その遺伝の様式から**優性遺伝**と**劣性遺伝**に分けられます。また異常の原因が常染色体か性染色体かによっても分けられます。

①優性遺伝（顕性遺伝）

優性遺伝とは、**両親のうちどちらか一方の遺伝子に異常があればそれが子に受け継がれる遺伝**をいい、代表的な疾患としてハンチントン病やマルファン症候群があります。いずれも**常染色体優性遺伝病**です。

②劣性遺伝（潜性遺伝）

劣性遺伝とは、**両親の双方に遺伝子異常があってはじめて発症する遺伝**をいいます。そのため両親のどちらか一方に異常があり、それが子に受け継がれたとしても発症しません。しかしその場合、子は**劣性遺伝の保因者**となります。劣性遺伝による疾患としては、フェニルケトン尿症や糖原病などがあり、いずれも**常染色体劣性遺伝病**です。

③伴性遺伝

優性遺伝と劣性遺伝の分類に加え、**性染色体の異常が子に受け継がれる場合を伴性遺伝**といいます。つまり遺伝子の異常が受け継がれるか受け継がれないかが性別により異なる（**性**染色体に**伴**う）遺伝で、色覚異常や血友病などがその代表です。

> ➡顕性遺伝と潜性遺伝
> 2017年に日本遺伝学会は、遺伝子の優劣を想起させる可能性があるとして、従来使用していた「優性遺伝」「劣性遺伝」を、それぞれ「顕性遺伝」「潜性遺伝」に改称するように決定し、教科書等の記述の変更を要望しました。

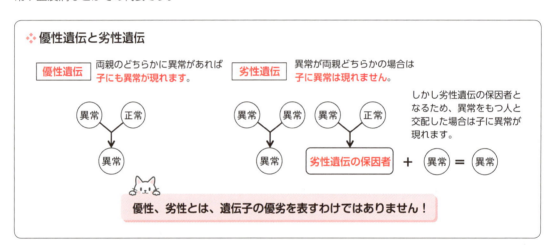

❖ 優性遺伝と劣性遺伝

4 胎児障害

先天異常のうち、胎内での胎児の発育過程において母体を通して受ける刺激（喫煙や飲酒、薬物、感染症など）や胎内の環境（圧迫など）により、異常が発生する場合があります。

そのうち妊娠初期（妊娠3〜8週頃）の、**全身の各器官の基礎が形成される段階に起こる臓器の形成異常を総称して胎芽病**といいます。胎芽病には、放射線被ばくによる小頭症や低身長症、薬物、ウイルス、細菌等により現れる異常などがあります。

妊娠後12週頃になり、**胎児の臓器の基礎ができあがった後の発育時に、外界から受ける影響によって起こる異常を総称して胎児病**といいます。

胎児病は、母体のウイルス感染などが直接胎児に影響を及ぼすことで起こる異常や、母体の異常により酸素や栄養素が胎児に供給されないために起こる異常などがあります。

おさらいドリル

1 つぎの文章を読み、正しいものには○、誤っているものには×を書きましょう。

（1）先天異常には原因不明のものも多い。　［　　　］

（2）出生後、新生児の時期に現れる異常を先天異常という。　［　　　］

（3）遺伝以外の原因で現れる先天異常もある。　［　　　］

（4）ターナー症候群は通常よりＸ染色体が多いことで起こる。　［　　　］

（5）エドワーズ症候群は女児に多い染色体異常である。　［　　　］

2 空欄にあてはまる語句や数字を書きましょう。

（1）ＤＮＡそのものの異常による先天異常を _____ 病という。

（2）ダウン症候群では _____ 番目の常染色体に異常がみられる。

（3）猫なき症候群は _____ 番目の常染色体の欠損が原因である。

（4）妊娠初期（3〜8週頃）に起こる臓器の形成異常を _____ 病という。

（5）性染色体の異常が子に受け継がれる遺伝を _____ 遺伝という。

3 つぎの設問に答えましょう。

（1）トリソミーとは何か、簡潔に説明しなさい。

（2）劣性遺伝とはどのような遺伝をいうか、簡潔に説明しなさい。

※答えはP.58からの解答を参照

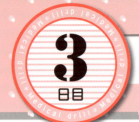

3日目 細胞損傷① 細胞の死と再生

学習のポイント
私たちヒトの身体は、最近の研究においておよそ**37兆個ともいわれる細胞の集合体**です。細胞が集まってさまざまな組織をつくり、組織が組み合わさって器官を構成し、多くの器官によって個体が成り立っています。基本となる細胞が損傷することで身体にさまざまな異常が起こります。

1 細胞の損傷とは？

一つひとつの細胞は、外部から酸素や栄養などの**物質を取り入れてエネルギーとして活用**し、その過程で発生し、**不要となった物質を排出**しています。つまりそれぞれの細胞が生命を育んでいるのです。これが、細胞が生命の<u>最小単位</u>とよばれる理由です。

この細胞が何らかの原因でダメージを受けることを<u>細胞損傷</u>といいます。またウイルスの侵入などにより、細胞に異常事態が発生することもあります。つまり、個体の元となる細胞が損傷を受けたり、異常事態が発生すれば、細胞からなる組織や器官にもさまざまな変化＝<u>基本的病変</u>が現れ、異常を引き起こして個体が病気になるのです。細胞に損傷を与える原因としては、

- 血液循環の障害による酸素不足や栄養の欠乏
- 毒物や薬物、有害物質などによる作用
- ウイルス、細菌などの病原微生物が及ぼす影響
- 高温や低温、放射線、圧迫などの物理的な刺激による影響

などがあります。

細胞がこれらの影響により損傷を受けたり、異常事態が発生するとさまざまな反応が現れます。その反応には<u>可逆的なものと不可逆的なもの</u>があります。可逆的な反応では、損傷や異常事態の要因が取り除かれれば元の状態に戻ることができます。しかし重大な損傷を受けた細胞は元の状態に戻ることはできません（不可逆的）。**不可逆的な損傷を受けた細胞はやがて死に至ります。これが<u>壊死</u>**です。

➡細胞損傷
細胞も1個の生命体です。細胞を覆う膜が破れて内部の成分が流出したり、酸素の供給が途絶えるなどの重大なダメージを受ければ、私たちと同じように死に至ります。

➡細胞の異常事態
大きな衝撃や熱刺激を受けたり、またはウイルスなどが侵入した状態は生体にとって異常事態です。異常事態と判断されれば白血球が活動し、原因を排除したり、損傷した部分を修復しようとします。そのためには組織を形成する正常な細胞も多くのダメージを受けるのです。

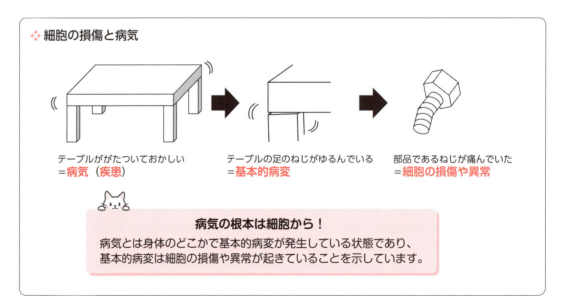

❖ 細胞の損傷と病気

テーブルががたついておかしい
＝**病気（疾患）**

テーブルの足のねじがゆるんでいる
＝**基本的病変**

部品であるねじが痛んでいた
＝**細胞の損傷や異常**

病気の根本は細胞から！
病気とは身体のどこかで基本的病変が発生している状態であり、基本的病変は細胞の損傷や異常が起きていることを示しています。

2 壊死

　軽い熱傷であれば皮膚は元の状態に再生します。しかし、重度の熱傷を負った皮膚は焼けただれて死んでしまい、元のように再生することはありません。また血流障害により酸素の供給が途絶えた細胞も死に至ります。このように内外からの刺激によって重大な損傷を受けた**細胞が死滅し、そしてその細胞の集合体である組織が死ぬことを壊死（ネクローシス）**といいます。壊死が起こると**二度と元に戻ることはできません**。

　壊死を起こした細胞からなる組織は、**深刻な機能の低下を招く**ことになり、器官や個体にも深刻な不利益が生じます。また壊死した組織がさらに嫌気性菌（無酸素状態で生育できる菌）に感染し、腐敗した状態を壊疽といいます。

> **➡ 凝固壊死と融解壊死**
> 壊死には、細胞内のタンパク質が凝固して組織が硬く変化してしまう凝固壊死や、壊死した組織がタンパク質分解酵素によって液状に溶けてしまう融解壊死などがあります。

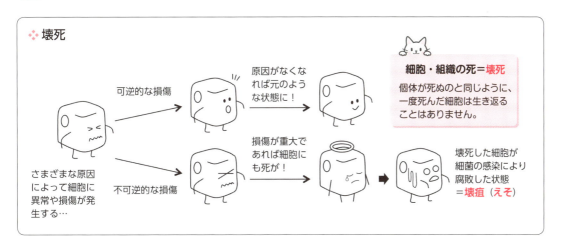

3 アポトーシス

　内・外部から損傷を受けた細胞が死んでしまう壊死に対し、細胞がもつ遺伝子によって、**あらかじめその細胞が自ら死を迎えるようにプログラム**されている場合があります。このような細胞の自発的な死を**アポトーシス**といいます。細胞はなぜ自ら死ぬような現象を起こすのでしょうか。

　それは**生体をより正常な状態に保とうとする細胞のはたらき**であると考えられます。アポトーシスの例として、がん細胞のように異常を示した細胞が自動的に死ぬことで未然にがんの成長を防いだり、ヒトの指の間の水かき部分が胎児の成長過程で自然に消滅することなどがあります。アポトーシスは**身体を守るため**、そして**正常な形態や発達を維持するため**に自動的に機能する細胞（遺伝子）のはたらきといえるのです。

> **➡ アポトーシスの異常**
> アポトーシスの機能に異常が生じれば、がん細胞などの生体にとって有害な細胞が死なずに増殖しやすくなったり、正常な細胞が不必要に死んでしまうなどの悪影響が現れます。

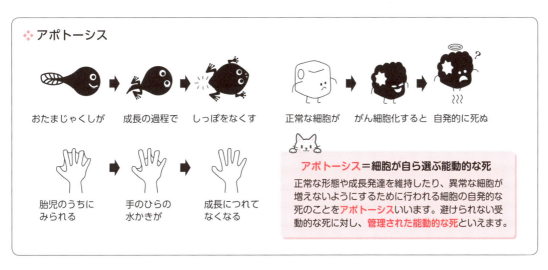

4 組織の再生

　細胞が損傷を受け、その細胞からなる組織が欠損したときには、壊死した細胞の周囲にある細胞が分裂・増殖することで、その組織を以前と同じような状態に修復しようとするはたらきが行われます。これを**再生**といいます。**再生は完全に元に戻る場合と不完全な場合があり**、不完全な場合は壊死のあった組織、器官に**機能的な障害が残る**ことがあります。例えば外傷により指を切った場合、傷が浅ければ皮膚をなす細胞は元通りに修復されます。しかし傷が大きい場合には、完全に修復されず皮膚が引きつれたり、肥厚するなどの変化がみられます。

　また再生する能力は、**細胞の種類によってつぎのような違い**があります。

- **再生力が強い細胞**…毛髪や皮膚、血液（これらは生理的に常に再生を繰り返します）、粘膜、肝細胞
- **再生力が弱い細胞**…心筋を除く筋組織（骨格筋と平滑筋）や腺上皮を形成する細胞
- **再生が難しい細胞**…中枢神経（脳・脊髄）や心臓（心筋）を形成する細胞は**永久細胞**とよばれ、再生することがほぼないため、損傷を受けると重大な機能障害が残ります。

➡**永久細胞**
心臓をなす心筋細胞や神経器官をつくる神経細胞などは永久細胞とよばれます。生命の維持に直結する重要な器官を形成するため、成長段階である程度まで増殖すると、生涯を通じ、安定して恒常的に維持されるように分裂や増殖を行なわず、それぞれの細胞が長い寿命をもっています。

❖ 再生

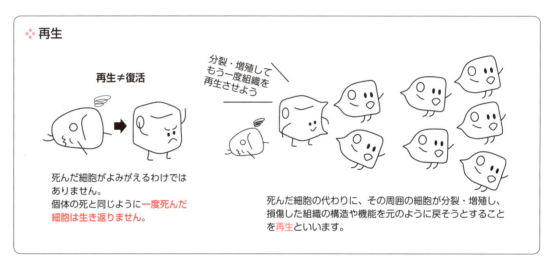

再生 ≠ 復活

死んだ細胞がよみがえるわけではありません。
個体の死と同じように一度死んだ**細胞は生き返りません。**

分裂・増殖してもう一度組織を再生させよう

死んだ細胞の代わりに、その周囲の細胞が分裂・増殖し、損傷した組織の構造や機能を元のように戻そうとすることを**再生**といいます。

5 再生医療とiPS細胞

　細胞の再生能力には限界があり、例えば神経細胞のように細胞分裂をせず、組織を再生させることが困難な場合もあります。このような場合に組織や器官を修復するための手段が**再生医療**です。より高度な再生医療を実現させるために研究されているのが**iPS細胞＝人工多能性幹細胞**です。多能性という名の通り、**身体のあらゆる組織や臓器の細胞に分化する能力**と、ほぼ**無限に増殖する能力**をもつため、再生力の乏しい組織の修復も可能になるとされています。

　またiPS細胞はヒトの皮膚をなす体細胞などから培養されるため、受精卵を壊してつくられる**ES細胞**（**胚性幹細胞**）などと比較しても**倫理的な問題も解決される**と期待されています。さらにiPS細胞は、**患者自身の細胞から作製することができる**ため、治療のために細胞を移植した場合でも、**拒絶反応が起こらない**と考えられます。

➡**万能細胞と受精卵**
ヒトは1個の受精卵が分裂・増殖して成り立っています。細胞は骨を形成するもの、皮膚を形成するもの、ホルモンを分泌するものなどさまざまな種類がありますが、受精卵はすべての細胞に分化する能力をもちます。分化した細胞は、自らに与えられた使命を果たすための機能以外は捨て去っているのです。身体にあるすべての細胞になることができる受精卵は万能細胞なのです。

力がつく!! おさらいドリル

1 つぎの文章を読み、正しいものには○、誤っているものには×を書きましょう。

(1) ウイルスなどの病原微生物は細胞を傷害する要因となる。　[　　]

(2) 細胞は死んでも再生できる。　[　　]

(3) 毛髪や皮膚をなす細胞は再生力が強い。　[　　]

(4) 筋組織のうち骨格筋は強い再生力をもつ。　[　　]

(5) iPS細胞は受精卵からつくられる。　[　　]

2 空欄にあてはまる語句を書きましょう。

(1) 細胞は生命の基本となる ＿＿＿＿＿＿＿ 単位とよばれる。

(2) 細胞が集まり ＿＿＿＿＿＿＿ を形成し、さらに器官を形成する。

(3) 再生能力をもたない中枢神経細胞や心筋細胞を ＿＿＿＿＿＿＿ 細胞とよぶ。

(4) 修復が困難な組織や器官の治療に期待されるのが ＿＿＿＿＿＿＿ 医療である。

(5) iPS細胞は人工 ＿＿＿＿＿＿＿ 幹細胞ともよばれる。

3 つぎの設問に答えましょう。

(1) 壊死とは何か、簡潔に説明しなさい。

(2) アポトーシスは何のために行われるか、述べなさい。

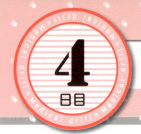

4日目 細胞損傷② 可逆性の損傷と適応能力

学習のポイント
外部からの刺激によって損傷を受けた細胞には、さまざまな反応が現れますが、**刺激が取り除かれれば元に戻る反応**もあります。また細胞がその**刺激に適応しようとして起こす変化**もあります。損傷を受けた細胞がみせる反応を学習しましょう。

1 可逆性の損傷と細胞の反応

熱や薬物、微生物などにより細胞が損傷を受けたとき、その損傷がきわめて重大で、元に戻ることができない（＝不可逆性）場合には細胞は死滅し、組織は壊死することになります。一方で、**細胞を損傷させる原因が取り除かれれば元に戻ることができる（＝可逆性）**場合もあります。可逆性の刺激や損傷に対して細胞がみせる反応には、変性や化生、萎縮、肥大などがあります。

2 変性

細胞は酸素や栄養などの物質をとり入れ、エネルギーや身体で活用する物質を生み出します。また同時に細胞内で発生した不要物を細胞外へ排出します。この活動を代謝といいます。

何らかの原因によって細胞が損傷を受けて細胞の代謝機能が低下すると、細胞が行う物質の取り込みや利用、排泄が正常に行われなくなります。すると、**正常ではみられない物質が細胞・組織に沈着**したり、または**通常でも細胞・組織に存在する物質が異常に増加**することがあります。これが**変性**です。変性は刺激に対して細胞がみせる反応の一つであり、その**原因が取り除かれれば元に戻ることができます**。変性を起こす物質として、脂質（脂肪）やタンパク質、炭水化物（糖質）、無機質（ミネラルともよばれ、カルシウムやナトリウム、カリウムなど）、色素成分などがあり、さまざまな病気を引き起こす原因となります。

➡白内障
変性とは、細胞の代謝機能の低下により、細胞の内外に何らかの物質が蓄積されることをいいます。眼球の水晶体を形成する細胞が代謝異常を起こし、水晶体内にタンパク質が蓄積した状態が白内障です。

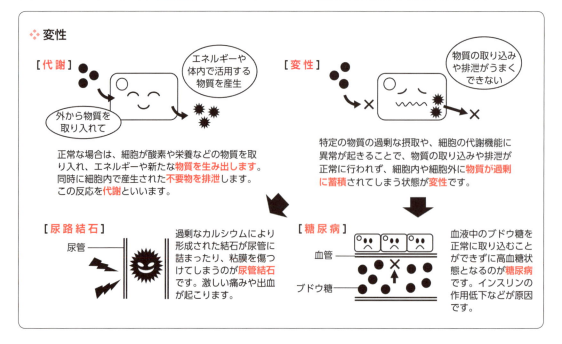

14

❸ 化生

　成熟した、特定の機能をもつ**細胞・組織が別の機能をもつ細胞・組織へと変化すること**を**化生**といいます。化生は**炎症などの刺激によって起こる細胞分化の異常**ですが、刺激に対して適応しようとして起こる細胞のはたらきでもあります。化生の例として、
・喫煙者の気管支粘膜をなす線毛細胞が刺激に適応するように重層扁平上皮に変化する
・胃酸の刺激によって胃壁の粘膜をなす細胞が損傷を受けると腸を構成する細胞に変化する
などの変化が挙げられます。**化生は刺激に適応し、細胞の損傷を抑えようとする反応**でもありますが、ときに化生により**細胞ががん細胞化する**など、生体に大きな影響を及ぼすこともあります。

➡ **化生とがん細胞**
がん細胞も正常な細胞から突然変異的に発生します。そのため化生により細胞が異常な変化を繰り返しているとがん細胞に変化するリスクも生じるのです。

❖ 化生

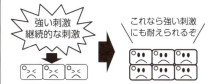
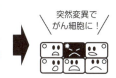

➡ **重層扁平上皮**
上皮細胞が何重にも連なって形成される組織で、刺激に強いという特徴があります。口腔や食道、膣などの粘膜でみられます。

❹ 萎縮

　刺激により損傷を受けた細胞が、その刺激を克服して適応しようとする反応を示すことがあります。**萎縮**もそのひとつで、**一定の大きさまで成長した組織や器官が小さくなること**をいいます。
　萎縮は、細胞の数が減ったり、細胞自体の大きさが小さくなることで起こります。数の減少による萎縮を**数的萎縮**、大きさの縮小による萎縮を**単純萎縮**といいます。萎縮が起こると、その細胞により形成される組織・器官の縮小や機能の低下を招きます。
　萎縮には、栄養不足によるものや、化学物質、放射線、または長時間の圧迫等の物理的な原因などによって起こる**病的萎縮**と、老化現象などで自然に誰にでも起こる萎縮（**生理的萎縮**）があります。
　また、**長く使われなかった臓器や筋肉が衰え、萎縮する**こともあります。これを**廃用性萎縮**または**無為萎縮**といいます。術後の安静や高齢者の寝たきりにより、筋肉が萎縮して筋力が衰えるのは、この廃用性萎縮によるものです。

➡ **廃用症候群**
寝たきりなどによって長時間動かないでいることで現れる身体的・精神的な症状をいいます。臓器や筋肉の萎縮のほか、褥瘡や拘縮（関節がかたまること）、うつなどが廃用症候群です。

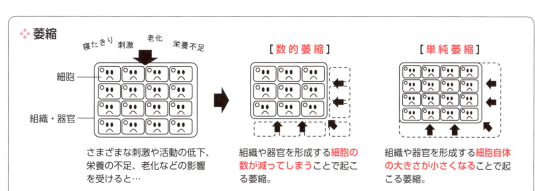

➡ **低形成**
一定の大きさまで成長した組織や器官が小さくなる萎縮に対し、最初から正常な組織や器官の容積まで達しない場合を低形成といいます。

5 肥大と過形成

①肥大

　萎縮とは反対に、**成長過程とは異なる組織や臓器の増大を肥大**といいます。肥大は一つひとつの細胞が大きくなることで起こり（これを単純肥大といいます）、組織や器官の容積の増大を招きます。肥大には病的な原因によりみられる病的肥大のほか、トレーニングによってスポーツ選手の筋肉が太くなるような場合に起こる生理的肥大（作業性肥大や労作性肥大ともよばれます）、ある器官の機能を補おうとして起こる代償性肥大（例えば手術により片方の腎臓を失うとその代わりとして**一方の腎臓が大きくなる**といった場合）などに分けられます。

　萎縮と同様に、肥大も刺激に適応しようとして起こる変化ではありますが、その変化が**身体に悪影響を及ぼすこともあります**。例えば血管が閉塞するなどの原因で血流が悪くなったとき、心臓はより強い力で血液を押し出そうとします。そのため心筋細胞が肥大して、心肥大を引き起こすことがあります。**血流が悪いという状況に適応しようとはたらく心筋細胞**は、過剰に肥厚することで、かえって血液を押し出すという心臓のポンプ機能を損なってしまいます。

②過形成

　組織や器官の容積が増大するとき、細胞の大きさは変わらず、**細胞の数だけが増える**ことがあります。すなわち数的肥大の状態ですが、これを過形成とよびます。例えば女性では、卵巣から分泌されるエストロゲン（卵胞ホルモン）というホルモンにより子宮内膜をなす細胞が増殖します。これは受精卵が着床しやすくなるようにするため、細胞が過形成を起こし、**子宮内膜を肥厚させ、妊娠を維持するようにはたらく変化**といえます。しかし過剰に肥厚した子宮内膜によって、月経異常や出血などの悪影響を及ぼすこともあります。

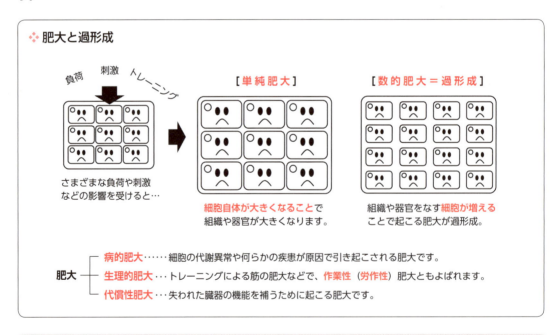

❖ 肥大と過形成

さまざまな負荷や刺激などの影響を受けると…

[単純肥大] 細胞自体が大きくなることで組織や器官が大きくなります。

[数的肥大＝過形成] 組織や器官をなす細胞が増えることで起こる肥大が過形成。

肥大 ─┬─ 病的肥大……細胞の代謝異常や何らかの疾患が原因で引き起こされる肥大です。
　　　├─ 生理的肥大…トレーニングによる筋の肥大などで、作業性（労作性）肥大ともよばれます。
　　　└─ 代償性肥大…失われた臓器の機能を補うために起こる肥大です。

Column

スポーツ心臓

　心臓が肥大する症状に、スポーツ心臓があります。生理的心肥大の一つですが、**激しい運動に適応するために心臓が肥大します**。一度に送り込める血流量が増大し、心拍数も低くなり、疲れにくくなる、というメリットもありますが、**病的な心肥大との区別がつきにくく、重大な疾患を見落と**してしまうこともあるので注意が必要です。

おさらいドリル

1 つぎの文章を読み、正しいものには○、誤っているものには×を書きましょう。

(1) 変性は可逆的な反応である。　　　　　　　　　　　[　　　]

(2) 喫煙は化生を引き起こす原因となる。　　　　　　　[　　　]

(3) 萎縮はすべて病的なものである。　　　　　　　　　[　　　]

(4) 栄養不足による萎縮は生理的萎縮である。　　　　　[　　　]

(5) 肥大には病的ではないものもある。　　　　　　　　[　　　]

2 空欄にあてはまる語句を書きましょう。

(1) 正常ではみられない物質が細胞・組織に沈着することを _____ という。

(2) 細胞の大きさが小さくなることで起こる萎縮を _____ 萎縮という。

(3) スポーツ選手にみられる臓器の生理的肥大は _____ 肥大ともよばれる。

(4) 別の臓器の機能を補おうとして起こる肥大は _____ 肥大という。

(5) 細胞の大きさは変わらず、細胞の数が増えて起こる器官の増大を _____ とよぶ。

3 つぎの設問に答えましょう。

(1) 化生とはどのような反応をいうか、簡潔に説明しなさい。

(2) 廃用性萎縮はどのようなときに起こるか。具体的に書きなさい。

※答えは P.59 からの解答を参照

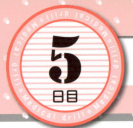

5日目 代謝異常① 代謝の基本と糖・脂質の代謝異常

学習の ポイント　生体は外部から取り入れた物質をさまざまな形で活用し、生命活動を営んでいます。これが代謝です。**代謝に異常が起これば、さまざまな疾患を引き起こす**ことになります。この章では代謝の基本と糖代謝異常、脂質代謝異常を学習します。

1 代謝と代謝の異常

　代謝とは、外部から吸収した**物質からエネルギーや別の物質をつくり出して体内で活用**し、その過程で生まれる**不要な物質を排泄する**ことをいい、細胞の一つひとつで行われています。

　代謝は異化と同化という反応に分けられます。異化とは、タンパク質や脂肪といった高分子の物質をアミノ酸や脂肪酸などの単純な**低分子の物質に分解し、その過程でエネルギーを発生させる**ことをいいます。反対に同化とは、**発生させたエネルギーを使って、より複雑な高分子の物質を合成する**反応をいいます。

　何らかの原因により、細胞が行う物質の吸収、分解、合成、排泄という代謝の過程に異常が発生することで組織や器官に変化が生じ、病気を引き起こす状態が代謝異常です。

➡異化
タンパク質や脂肪は、腸管でアミノ酸や脂肪酸などの低分子に分解され、吸収されます。細胞がそれらを取り入れると、H_2O、CO_2、そしてエネルギーとなるATP：アデノシン三リン酸に分解します。これが異化という反応です。

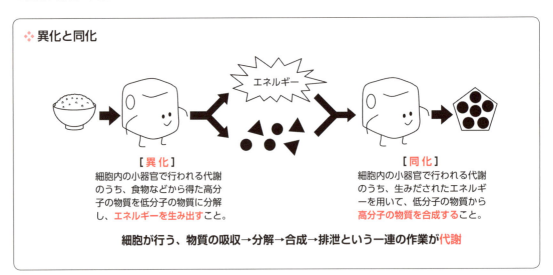

❖ 異化と同化

[異化] 細胞内の小器官で行われる代謝のうち、食物などから得た高分子の物質を低分子の物質に分解し、**エネルギーを生み出す**こと。

[同化] 細胞内の小器官で行われる代謝のうち、生みだされたエネルギーを用いて、低分子の物質から**高分子の物質を合成する**こと。

細胞が行う、物質の吸収→分解→合成→排泄という一連の作業が代謝

2 糖代謝異常

　糖質は、脂質、タンパク質と並び、三大栄養素とよばれます。糖質には、単糖類であるブドウ糖（グルコース）や、二糖類のショ糖（スクロース）、多糖類のデンプンなどがあり、おもに**身体活動のエネルギー源**として活用されます。

　食物に含まれる糖質は小腸でブドウ糖などの単糖類にまで分解され吸収されます。吸収された糖は細胞に取り込まれ、代謝の過程を経てエネルギーの産生に使われます。

　何らかの原因により、**糖の代謝過程に異常が起きた状態を糖代謝異常**といいます。糖代謝異常には先天性のものと後天性のものがありますが、後天性の糖代謝異常の代表的な疾患が糖尿病です。

➡糖原病
先天性の糖代謝障害として糖原病があります。糖原病はグリコーゲンが肝臓や筋肉などの組織に異常に蓄積します。そのため臓器が障害されたり、低血糖などが生じます。

❖ 糖質の代謝

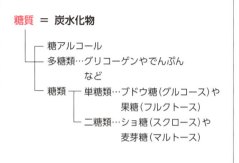

糖類は小腸で単糖類である**グルコース（ブドウ糖）**にまで分解され、吸収されます。グルコースはエネルギーとして活用され、一部は肝臓や筋、脂肪組織に運ばれ、**グリコーゲン**や**トリグリセリド（中性脂肪）**に合成されて貯えられます。必要時には貯蔵してあるグリコーゲンがグルコースに分解されて活用されます。

糖質 ＝ 炭水化物
- 糖アルコール
- 多糖類…グリコーゲンやでんぷん など
- 糖類
  - 単糖類…ブドウ糖（グルコース）や果糖（フルクトース）
  - 二糖類…ショ糖（スクロース）や麦芽糖（マルトース）

❸ 糖尿病

血液中のブドウ糖は、**インスリン**のはたらきによってはじめて細胞に取り込まれ、エネルギーとして活用することができます。インスリンは膵臓の**ランゲルハンス島Ｂ（β）細胞**から分泌されるホルモンです。このインスリンの分泌や作用に異常が起こると、血液中のブドウ糖が細胞に取り込まれずに過剰となり、**慢性的に高血糖な状態**を引き起こします。これが**糖尿病**です。

糖尿病では細胞のエネルギー産生が不足するため、さまざまな弊害が生まれます。あらゆる細胞の活動性が低下することで、**免疫力が低下**したり、**創傷の治癒も遅く**なります。また血液中の過剰な糖は血管内に多くの水分を引き込むため、**喉が渇きやすく**なり、同時に**多飲や多尿・頻尿**などの症状もみられます。そして糖尿病の名の通り、尿中には**ブドウ糖**が多く含まれることになります。

[１型糖尿病]
膵臓の**ランゲルハンス島Ｂ（β）細胞が破壊**されたために、インスリン（血糖値を下げる唯一のホルモン）がほぼ、あるいは全く**分泌されないために引き起こる糖尿病**です。

[２型糖尿病]
ランゲルハンス島Ｂ（β）細胞が破壊されていないにも関わらず分泌が減少したり、インスリンに対する**反応性が低下することで引き起こる糖尿病で、患者の多くは２型**です。

➡**インスリン**
血液中のブドウ糖を細胞に取り込み、グリコーゲンの合成を促進し、また組織に貯蔵されているグリコーゲンの分解を抑制することで血糖値を低下させます。

❖ 糖尿病

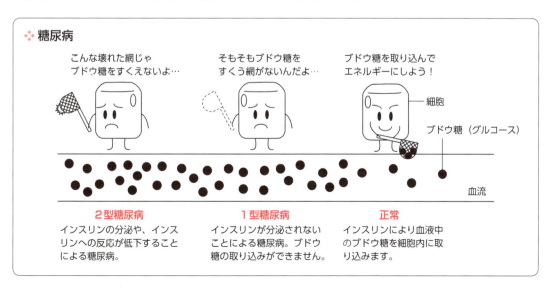

4 脂質代謝異常

身体のエネルギー源として、また**細胞膜の主成分**や、**ホルモンをつくる材料**などとして利用される栄養素が脂質で、**コレステロール**や**トリグリセリド**（**中性脂肪**）などの種類があります。

糖質のもつエネルギー値が1gあたり**4**kcalであるのに対し、脂質は1gあたり**9kcal**という高いエネルギー値をもちますが、過剰摂取などにより体内での脂質の代謝に異常が起これば、さまざまな弊害を引き起こします。

[脂質異常症]

過剰摂取や代謝の異常により**血液中のコレステロールやトリグリセリドが過剰になった状態**が**脂質異常症**です。血管内に脂質が貯まることで動脈硬化（脂質の蓄積により血管の内壁が肥厚したり、弾力を失い硬くなることで血流が悪くなります）が起こり、脳梗塞や心筋梗塞といった疾患を引き起こします。改善するには**食事療法、運動療法、薬物療法**が必要になります。

[肥満（症）]

過剰摂取などで**皮下組織や内臓に脂質が多く蓄積した状態**が**肥満**です。体重（kg）を身長（m）で2回割って求められる**BMI**（ボディ マス インデックス：体格指数）によって評価されます。BMI**18.5〜25**未満が標準体重、**25**以上が肥満（さらに段階が分かれ、**35**以上は高度肥満です）とされます。さらに特定の疾患を合併していたり、内臓脂肪の蓄積が基準を超えると肥満症と診断されます。肥満自体は病気ではありませんが、**さまざまな生活習慣病の原因**となります。

[脂肪肝]

肝臓では、脂質を含め、あらゆる栄養素の分解や合成が行なわれます。そのため、脂質は肝臓にも蓄積されやすく、肝臓の腫大を招きます。この状態を**脂肪肝**といいます。**脂肪肝は肝炎や肝硬変、肝臓がんといったさらに深刻な病態へと進行することもあります。**

→**生活習慣病**
食事や運動、飲酒、喫煙、睡眠、労働といった生活習慣が発症に関与する病気を総称して生活習慣病といいます。代表的な生活習慣病として糖尿病や高血圧、脂質異常症などがあります。

❖ さまざまな脂質代謝異常

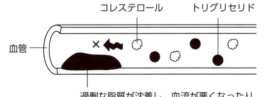

[脂質異常症]
脂質の過剰摂取などにより血液中のコレステロールやトリグリセリドが過剰になった状態。脂質が血管（動脈）内に沈着する動脈硬化などを引き起こします。

過剰な脂質が沈着し、血流が悪くなったり、内膜が肥厚していきます。

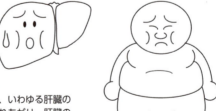

[脂肪肝]
肝臓に脂質が蓄積された、いわゆる肝臓の肥満です。黄色っぽく腫れあがり、肝臓のはたらきも損なわれる上、肝炎や肝臓がんなどの疾患へと進行することもあります。

[肥満（症）]
皮下組織や内臓に過剰な脂質が蓄積した状態。BMIの数値といくつかの関連疾患（脂質異常症や高血圧など）の発症、内臓脂肪の蓄積状態などにより、肥満症と診断されます。

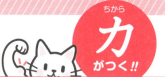

おさらいドリル

1 つぎの文章を読み、正しいものには○、誤っているものには×を書きましょう。

（1）糖尿病患者では傷の治癒が遅延する。　　　　　　　　　　　　　　［　　　　］

（2）ランゲルハンス島B（β）細胞の破壊に基づくのが2型糖尿病である。　［　　　　］

（3）糖尿病患者の多くは1型糖尿病に分類される。　　　　　　　　　　　［　　　　］

（4）BMIは体重（kg）÷身長（m）で求める。　　　　　　　　　　　　　［　　　　］

（5）脂肪肝は肝臓がんを引き起こすリスクとなる。　　　　　　　　　　　［　　　　］

2 空欄にあてはまる語句や数字を書きましょう。

（1）＿＿＿＿＿＿＿＿＿＿・脂質・タンパク質を三大栄養素という。

（2）ブドウ糖は＿＿＿＿＿＿＿＿＿＿ともよばれる単糖類である。

（3）＿＿＿＿＿＿＿＿＿＿は膵臓のランゲルハンス島B（β）細胞から分泌されるホルモンである。

（4）脂質のエネルギー値は1gにつき＿＿＿＿＿＿＿＿＿＿kcalである。

（5）BMIが18.5〜＿＿＿＿＿＿＿＿＿＿未満の場合は標準体重とされる。

3 つぎの設問に答えましょう。

（1）異化とはどのような反応をいうか、簡潔に説明しなさい。

［　　　］

（2）動脈硬化とはどのような状態をいうか。具体的に書きなさい。

［　　　］

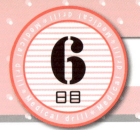

代謝異常② タンパク質・核酸・カルシウム・色素の代謝異常

学習のポイント
この章ではタンパク質、核酸、カルシウム、色素の代謝異常について学習します。それぞれの物質の基本的な知識と代謝の過程、そして**代謝の異常が起こったときにどのような変化が起こるか**を押さえておきましょう。

❶ タンパク質代謝異常

20種類もの**アミノ酸**の化合物である**タンパク質**は、細胞や組織を形づくる主要な栄養素です。また生体内で起こる化学反応に関与する**酵素**や、身体の**恒常性**に関わる**ホルモン**などの材料にもなります。さらに、血液中の物質を輸送する**アルブミン**や**ヘモグロビン**、免疫反応に関わる**抗体（免疫グロブリン）**、血液凝固に関与する**フィブリノゲン**などもタンパク質の一種であり、非常に多くのはたらきをもっています。

小腸に入ったタンパク質は、**アミノ酸**に分解・吸収され、**肝臓**に運ばれます。運ばれたアミノ酸は、肝臓でアルブミンなどのさまざまなタンパク質につくり変えられたり、肝臓を経由して全身の細胞へ送られ、新たなタンパク質の合成に使われます。また不要となった**タンパク質の代謝産物**である**アンモニア**は肝臓で**尿素**につくり変えられ、腎臓を経て尿中に排泄されます。

この分解、吸収、合成、排泄という**タンパク質の代謝過程**に異常が起こった状態を**タンパク質代謝異常**といいます。

➡**アミノ酸とペプチド**
アミノ酸が2個以上結合したものをペプチドといいます。そのうち、2個結合したものをジペプチド、3個結合したものをトリペプチド、そして数十個以上結合したものをポリペプチド、すなわちタンパク質といいます。

➡**ヘモグロビン**
赤血球中に存在する血色素ともよばれるタンパク質がヘモグロビンです。酸素と結合して運搬するはたらきをもつため、ヘモグロビンが不足すると貧血を引き起こします。

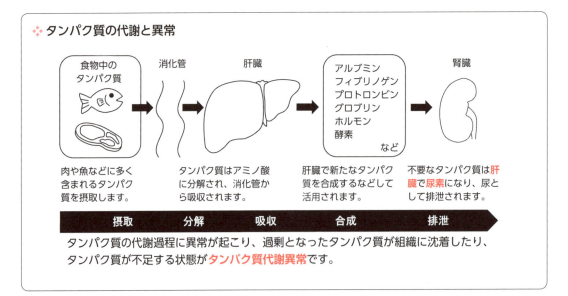

❖ **タンパク質の代謝と異常**

タンパク質の代謝過程に異常が起こり、過剰となったタンパク質が組織に沈着したり、タンパク質が不足する状態が**タンパク質代謝異常**です。

➡**繊維と線維**
どちらも糸状のものを表しますが、洋服の生地を表したり、食物繊維などの物質を示す時には繊の文字を用い、筋線維や線維芽細胞といったように、生体内の物質を表す時には線の文字が多く用いられます。

［アミロイドーシス］

アミロイドとよばれる線維状のタンパク質が全身の各組織に沈着し、その部分の器官に機能障害を引き起こす状態を**アミロイドーシス**といいます。すなわちタンパク質変性の一種です。アミロイドーシスにはあらゆる場所で異常が起こる全身性のものや、ある部分に限って発症する限局性のものがあります。例えば**アルツハイマー病**は、**アミロイドβ**という異常なタンパク質が脳に沈着することで大脳の**神経細胞**が異常な速さで減少し、萎縮を示す限局性のアミロイドーシスです。

[低タンパク血症]

　タンパク質代謝の過程に異常が起こり、**血液中のタンパク質が減少した状態が**低タンパク血症です。低タンパク血症の原因としては、**肝臓機能の低下によるタンパク質の合成不足や腎臓機能の低下によるタンパク質の喪失、栄養不良によるタンパク質の不足**などが挙げられます。

　低タンパク血症は多くの場合、血漿タンパク質の大部分を占めるアルブミンが不足する低アルブミン血症として現れます。アルブミンは血管内に水を引き込む力（膠質浸透圧）に関与します。そのため低アルブミン血症では血管内に水分を引き込むことができず、**組織中に水分が過剰になるため、**浮腫がみられます。

➡アルブミン

血漿に含まれるタンパク質の大部分を占めるのがアルブミンで、肝臓で合成されます。間質液を血管内に引き込む力＝膠質浸透圧に関与するほか、血漿中に入ったホルモンや薬物などと結合して輸送するはたらきをもちます。

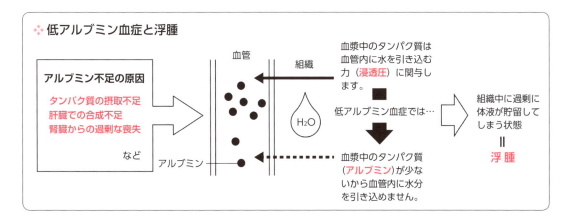

❖ 低アルブミン血症と浮腫

❷ 核酸代謝異常

　細胞内に存在し、**タンパク質の合成と遺伝に関与する物質が**核酸です。核酸には、デオキシリボ核酸＝DNAと、リボ核酸＝RNAの2種類があります。核酸はリン酸や塩基（プリン体、ピリミジン体）、糖などから構成されていますが、そのうち**プリン体の代謝に異常が起こると疾患を引き起こします。**

[高尿酸血症と痛風]

　核酸が代謝されると核酸を構成するプリン体は最終的に尿酸という物質にまで分解され、尿として排泄されます。食物中の核酸に含まれるプリン体の過剰摂取や排泄機能の低下などにより、プリン体の代謝に異常が起こり、**血液中の尿酸が著しく増加した状態が**高尿酸血症です。高尿酸血症の状態が長く続くと、尿酸とナトリウムが結合し、尿酸塩という結晶となって関節などに沈着します。この状態を痛風といいます。沈着した尿酸塩によりその部位に炎症が起こり、痛みが生じます。

➡プリン体

プリン体は遺伝情報を司るDNAやRNAの構成要素であるため、その量に違いはありますが、動植物からなる食品のほぼすべてに含まれています。魚卵やレバー（肝臓）などの食品に特に多く含まれています。

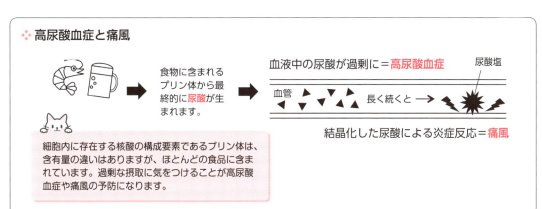

❖ 高尿酸血症と痛風

➡痛風

過剰な尿酸は結晶化し、関節などに沈着しますが、これを白血球が攻撃することで炎症反応が生じ、強い痛みが起こります。これが風があたっただけで激しく痛むといわれる痛風です。

❸ カルシウム代謝異常

体内のカルシウムの約99％は骨や歯に貯蔵されていて、残りの約1％は血液や筋肉、細胞膜に存在しています。カルシウムは骨や歯の構造をなすだけでなく、**筋の収縮や神経細胞の情報伝達、ホルモン分泌、血液凝固などにも関与する**重要な無機質（ミネラル）です。

血液中のカルシウム濃度は、副甲状腺ホルモン（パラトルモン）や活性型ビタミンD、甲状腺から分泌されるカルシトニンなどのはたらきによって一定に保たれるように調節されています。

これらの調節機能に異常が起こり、**カルシウム濃度が一定に保たれなくなり、組織や器官に弊害を起こす状態が**カルシウム代謝異常です。血液中のカルシウム濃度が基準値を上回る場合を高カルシウム血症、下回る場合を低カルシウム血症とよびます。例えばカルシウムの代謝異常により、骨に貯蔵されているカルシウムが過剰に血液中に放出されてしまえば骨がもろくなる骨粗しょう症を引き起こし、血液中の過剰なカルシウムは尿路結石（尿中の過剰なカルシウムが塊となり、尿管に詰まった状態）の原因となります。

➡**パラトルモン**
パラトルモン（またはパラソルモン）は副甲状腺（上皮小体）から分泌されるホルモンです。骨に貯蔵されているカルシウムを血中に放出させたり、小腸でのカルシウム吸収や尿細管でのカルシウム再吸収を促進することで、血中カルシウム濃度を上昇させます。

➡**カルシトニン**
甲状腺から分泌されるホルモンで、破骨細胞のはたらきを抑制して骨からのカルシウム放出を抑えたり、尿細管でのカルシウム再吸収を抑制することで、血中カルシウム濃度を低下させます。パラトルモンと拮抗する作用をもちます。

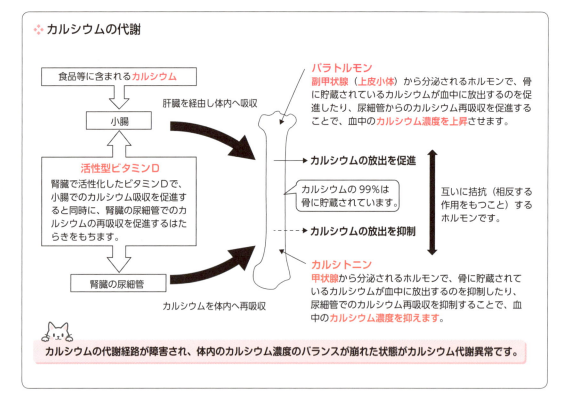

カルシウムの代謝

カルシウムの代謝経路が障害され、体内のカルシウム濃度のバランスが崩れた状態がカルシウム代謝異常です。

❹ 色素代謝異常

体内にはメラニンやビリルビンなどの色素が存在します。メラニンは皮膚の基底層に存在するメラニン細胞により産生され、**有害な紫外線を吸収し、人体を保護する**役割をもちますが、過剰に産生されることで**しみやそばかすなどの原因**となります。

ビリルビンは、肝臓でつくられる胆汁に含まれる色素ですが、この代謝に異常が起こり、血液中の濃度が高くなると**皮膚や眼球などが黄色っぽくなる状態**＝黄疸の原因となります。

➡**胆汁**
コレステロールからつくられるアルカリ性の液体が胆汁で、肝臓でつくられて胆嚢に貯蔵され、濃縮されます。脂肪を消化しやすくする作用をもちます。

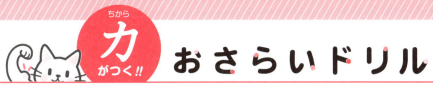

おさらいドリル

1 つぎの文章を読み、正しいものには○、誤っているものには×を書きましょう。

（1）アルブミンは血漿中に最も多く存在するタンパク質である。　[　　　]

（2）肝臓機能の低下は低タンパク血症を引き起こす。　[　　　]

（3）尿路結石はタンパク質の代謝異常が原因である。　[　　　]

（4）痛風は核酸の代謝異常によって起こる。　[　　　]

（5）カルシウムは筋の収縮にも関与する。　[　　　]

2 空欄にあてはまる語句を書きましょう。

（1）タンパク質は、20種類の ＿＿＿＿＿＿＿＿＿ の化合物である。

（2）アンモニアは、肝臓で ＿＿＿＿＿＿＿＿＿ に分解される。

（3）＿＿＿＿＿＿＿＿＿ 病はアミロイドβというタンパク質が脳に沈着することが原因である。

（4）プリン体は最終的に ＿＿＿＿＿＿＿＿＿ まで分解され排泄される。

（5）黄疸の原因となる色素は ＿＿＿＿＿＿＿＿＿ である。

3 つぎの設問に答えましょう。

（1）アミロイドーシスとはどのような状態をいうか。簡潔に説明しなさい。

（2）メラニンはどのような役割をもつか書きなさい。

※答えはP.60からの解答を参照

7日目 循環異常① 体液と循環異常

学習のポイント

体液は血液やリンパの流れに乗り、絶えず循環しています。体液が循環することで酸素や栄養素が細胞へ供給され、また老廃物が回収されて体外へと排出されます。体液の循環に異常が起こればさまざまな弊害が現れます。

1 循環する体液と循環異常

体液は大きく**細胞内液**と**細胞外液**に分けられます。**細胞外液は細胞の外に存在している体液**で、おもに血液、間質液（または組織液）、リンパ（またはリンパ液）からなります。

➡リンパの語源

リンパは、「澄んだ水」を表す言葉です。その名の通り血球成分やタンパク質を含まないため、透明の体液です。ただ小腸で吸収した脂肪分を多く含んだリンパは白く濁り、牛乳のような色をしていることから乳びとよばれます。

❖ 体液の分類

細胞内液		細胞膜に覆われた細胞一つひとつの内部を満たす水分で、細胞の生命維持に不可欠です。**体液の2/3を占めています。**
細胞外液	血液	**血球と血漿からなり**、おもに心臓を中心に血管内を通り体内を絶えず循環し、酸素や二酸化炭素、ホルモン、栄養素などの運搬を担います。
	間質液	組織液ともよばれ、血液の一部が血管から浸み出し、**細胞同士の間（細胞間質）に存在**する体液です。間質液を介して細胞と血液との酸素や栄養素、老廃物の交換が行われます。
	リンパ	間質液がリンパ管に入ったものをリンパといいます。心臓付近で**静脈に合流**します。免疫反応に関与するリンパ球を全身へと運ぶ役割をもちます。
	その他	涙液、汗、唾液、消化液、精液、尿など。細胞外液に占める割合はわずかですが、体内や体外に分泌され、さまざまな役割を担います。

それぞれが重要な役割をもつ体液は決まった部位に留まっているわけではなく、**その一部が入れ替わりながら体内を循環**しています。この**体液の循環がうまく行われなくなった状態を循環異常**といい、生命の維持が危ぶまれる場合もあります。体液の循環異常には、循環する量が過剰または過少になったり、その**分布のバランスが崩れて起こる異常**と、血管の閉塞などにより、**体液の流れが悪くなることで起こる異常**があります。

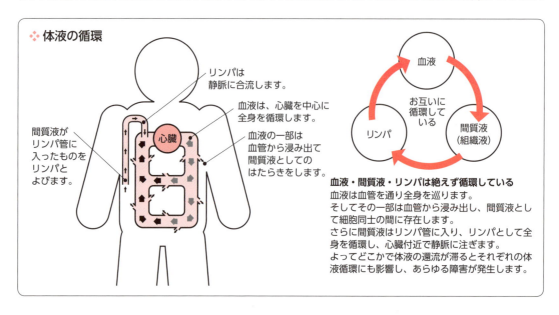

❖ 体液の循環

リンパは静脈に合流します。
血液は、心臓を中心に全身を循環します。
血液の一部は血管から浸み出て間質液としてのはたらきをします。
間質液がリンパ管に入ったものをリンパとよびます。

血液・間質液・リンパは絶えず循環している
血液は血管を通り全身を巡ります。
そしてその一部は血管から浸み出し、間質液として細胞同士の間に存在します。
さらに間質液はリンパ管に入り、リンパとして全身を循環し、心臓付近で静脈に注ぎます。
よってどこかで体液の還流が滞るとそれぞれの体液循環にも影響し、あらゆる障害が発生します。

❷ 充血・うっ血・虚血・梗塞

①充血
充血とは、**ある部分の動脈性の血管が拡張し、血液（動脈血）が過剰になった状態**をいい、発生部位は**赤くなり、発熱や腫れるなどの症状**がみられます。炎症による充血以外に、激しい運動や精神的な興奮（怒りや恥ずかしさでの赤面等）などによって起こる充血のように、特に**異常を伴わず一時的な症状である場合も多く**あります。

②うっ血
うっ血とは、**静脈内の血流が滞ることである部分の血液（静脈血）の量が過剰になる状態**をいいます。心臓の収縮力の低下（心不全）や静脈内の塞栓などにより、静脈の血流が滞ることが原因で発生し、発生部位が青紫色になったり（**チアノーゼ**）、体温が低下するなどの症状がみられます。

③虚血
虚血とは、**ある部分の動脈の血流量が減少することで起こる局所的な貧血状態**をいいます。これは、動脈の圧迫や血管の閉塞、狭窄などによって動脈の血流量が減少することで起こります。虚血は**局所性貧血**ともよばれますが、**原因は動脈血の局所的な減少**です。赤血球の数や赤血球に含まれるヘモグロビン量の減少により、全身への酸素運搬能力が低下して細胞への酸素の供給が不足する症状である**本来の貧血とは異なる状態**です。

④梗塞
虚血では局所の動脈血量が減少するため、動脈血によって運ばれる酸素や栄養素が供給されず、**細胞が傷害され、やがて壊死**してしまいます。これが**梗塞**です。心臓で虚血が起こり、心筋細胞が壊死した状態を心筋梗塞、脳への血流が途絶え、脳細胞が壊死した状態を脳梗塞といいます。

ちなみに、虚血による心臓の疾患を**虚血性心疾患**といいます。虚血性心疾患のうち、虚血により心筋細胞が壊死する状態を心筋梗塞というのに対し、血流がわずかにあり、**壊死まで至らない状態は狭心症**といいます。

➡**チアノーゼ**
血液中の酸素が欠乏し、還元ヘモグロビン（酸素と解離しているヘモグロビン）が増加した状態です。口唇や爪床が青紫色になります。

➡**貧血**
貧血には、骨髄が造血細胞をつくれなくなることで起こる再生不良性貧血、免疫や脾臓により必要以上に赤血球が破壊されることで起こる溶血性貧血、鉄分の不足により赤血球の生産ができなくなり起こる鉄欠乏性貧血などがあり、原因もさまざまです。

❖ 充血・うっ血・虚血

［正常な状態］
血管に弾力性があり、詰まりもなく、正常な心臓の拍出力によって勢いのある血流を生み出すことができます。
ドックンドックン

［うっ血］
心臓機能の低下や静脈内の塞栓などにより、静脈の血流が停滞し、局所で静脈血が過剰になった状態がうっ血です。
静脈血　進めない　塞栓　入れない
ポンプ機能が弱り、静脈血が引き込めない

［充血］
動脈血管が拡張、すなわち、たるんで弾力がなくなっている状態のため、血液を押し出す力が十分伝わらず、動脈の血流が停滞しています。
ボテ〜　動脈血

［虚血］
動脈血管の閉塞などにより、局所で動脈血が不足している状態。動脈血の供給がなければ、細胞が壊死してしまいます。
塞栓　動脈血が来ないから酸素もない〜

❸ 出血

出血とは、**血管が破れたりして血液の全成分が血管外に漏れ出した状態**をいいます。出血により血液量が減少すると、血球の大部分を占める赤血球によって行われる各器官、組織、細胞への酸素供給が遮断されます。酸素が供給されなくなった細胞や組織の機能は低下し、最悪の場合、末梢組織の死、そしてそれらから成り立つ個体の死を招きます。出血は大きく内出血と外出血に分けられます。

➡ **血腫（けっしゅ）**
組織中に内出血した血液が凝固し、形成した塊のことを血腫といいます。

①内出血

出血が皮膚の中や体内に留まっている場合を内出血といいます。ある臓器で出血した血液が体腔で留まっている場合や、血液が皮膚の外に出ず皮下に留まっている場合（皮下出血）などがあります。皮下出血が起こると皮膚や粘膜の表面に紫色の斑点が現れます。これを紫斑とよびます。

②外出血

出血が体外へ漏出した場合を外出血といいます。外出血は皮膚や臓器の損傷などによって起こりますが、漏出する部位によって異なる名称でよばれます。消化管での出血が口から吐き出されることを吐血、下部消化管での出血が肛門から排出されることを下血、そして、呼吸器で起こった出血が口から出ることを喀血といいます。

❹ 浮腫

血管から一部の血漿成分が浸み出し、細胞間質中に存在するのが間質液（組織液）です。この**間質液が異常に増加して過剰になり、細胞間質中や体腔に貯留した状態を**浮腫といいます。

血管とリンパ管という体液の循環路を媒介する間質液が滞るため、体液循環のバランスが乱れた状態となります。

浮腫は、炎症や静脈圧の上昇、リンパ管の閉塞などにより、**血管の透過性が上昇することで血液が過剰に細胞間質中に浸み出したり**、間質液を静脈へと戻す**リンパの流れが停滞する**ことなどが原因で起こります。いわゆるむくみといわれることもある浮腫ですが、顔や足などの体表でみられるような比較的軽いものから、肺で起こる肺水腫のように**命にかかわるものもあります**。

➡ **肺水腫**
肺内の血管から浸みだした液体成分が肺胞内に貯まった状態を肺水腫といいます。肺胞で行われるガス交換が障害され、低酸素血症となり呼吸困難が現れます。

❖ **浮腫**

浮腫
血管から過剰に血漿（血液の液体成分）が浸み出してしまったり、リンパ管や血管に戻る間質液の量が少ないと、組織中の体液が過剰になり、貯留してしまいます。これが浮腫です。

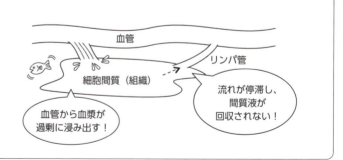

立ちくらみは貧血！？　Column

立ちくらみがしたとき、一般的に「貧血気味だ…」などといいますね。これは長時間の起立姿勢や急に立ち上がることで、重力によって脳に十分な血液が行き届かないために起こる一時的な症状です。脳貧血や起立性低血圧などとよばれ、**赤血球数やヘモグロビン数とは関係ないため、医学的にいう貧血とは異なる状態**です。

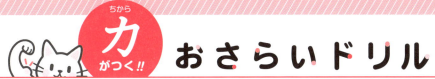

おさらいドリル

1 つぎの文章を読み、正しいものには○、誤っているものには×を書きましょう。

（1）リンパは動脈に合流する。　［　　　］

（2）充血は大きな異常を伴わない場合でも起こる。　［　　　］

（3）梗塞は可逆的な変化である。　［　　　］

（4）血液が皮膚から漏れだした状態を出血とよぶ。　［　　　］

（5）浮腫は命にかかわるような状態になることはない。　［　　　］

2 空欄にあてはまる語句を書きましょう。

（1）＿＿＿＿＿＿＿＿液がリンパ管に入ったものがリンパである。

（2）うっ血により体表が青紫色を呈することを＿＿＿＿＿＿＿＿とよぶ。

（3）皮下出血により現れる斑点を＿＿＿＿＿＿＿＿という。

（4）消化管からの出血が肛門から排出されることを＿＿＿＿＿＿＿＿という。

（5）呼吸器で起きた出血が口から排出されることを＿＿＿＿＿＿＿＿という。

3 つぎの設問に答えましょう。

（1）充血とうっ血の違いは何か。簡潔に説明しなさい。

（2）虚血とはどのような状態をいうか。簡潔に説明しなさい。

※答えはP.61からの解答を参照

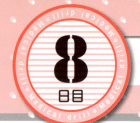

8日目 循環異常② 血管の閉塞とショック

> **学習のポイント**
> 血液を自動車に例えるなら、道路となるのが血管です。血管が閉塞すれば、自動車事故や道路工事などで渋滞が起こるように血流も滞ってしまいます。そして**血流が滞れば細胞への酸素や栄養素の供給が遮断**され、致命的な損傷を引き起こすことになります。

1 血管の閉塞による循環異常

循環異常は、体液の循環量や分布の異常によって起こる以外にも、血液の通り道である血管が何らかの原因によって狭くなったり、塞がれたりして、**血流が阻害されることでも発生**します。

①血栓

血管を塞ぐ原因として**血栓**があります。血液が血管のある場所で凝固して塊を形成し、血管を狭めたり、塞いでしまうことがあります。これを血栓といいます。血液には出血した際に凝固し、出血を止める止血の機構が備わっていますが、何らかの原因により**血液の凝固機能が亢進するとある部分で血の塊＝凝血塊**を形成しやすくなることがあります。

粘稠度の高い血液が流れることで血管の内壁が損傷すると、凝血塊が形成されやすくなります。凝血塊は大きくなり、やがて血栓として血管を狭めたり、塞いでしまいます。また**動脈硬化**などによって**血流に勢いがなくなれば凝血塊が血管内壁に付着しやすく**、血栓の原因となります。

➡血液の粘稠度
血液がさらさらな状態であれば血流は滞りなく全身を巡りますが、どろどろな状態、すなわち粘稠度が高い状態だと血流が悪くなります。血液の粘稠度は血圧の高さを決定する因子の一つでもあります。

➡動脈硬化
動脈の内膜にコレステロールなどが沈着し、動脈が肥厚してせまくなったり、動脈の弾力性が失われることで血流が悪くなる状態を動脈硬化といいます。

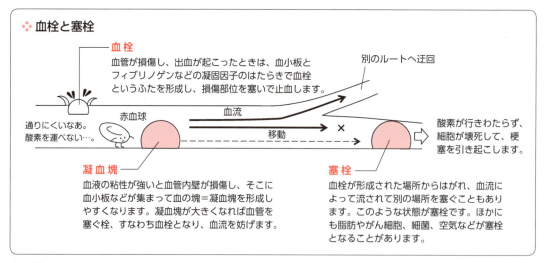

❖ 血栓と塞栓

②塞栓

血管を塞ぐ原因となる物質を**塞栓**といいます。塞栓は閉塞部位とは別の場所で発生し**血流により運ばれ、ある場所を塞いでしまう異物**です。塞栓となるものは、**がん細胞**や**寄生虫**、**細菌**、**脂肪**等の老廃物の塊、**羊水**などがあります。また、呼吸や注射等により体内に取り込まれ、血液や組織液に溶け込んでいる**空気**（おもに**窒素**）が気泡化して、**塞栓となる**こともあります。スキューバダイビングでは、高水圧下からの急浮上により水圧が下がり、体内の空気が気泡化し塞栓となりやすいために空気による塞栓症がよく起こります。これは**潜水病や減圧症**などとよばれます。

またある部分で形成された**血栓が血管を流れ塞栓として別の場所を塞ぐ**こともあります。塞栓は**血流が悪い場所、身体の深部にある静脈**（**深部静脈血栓症**）、**体表近くの静脈**などでよく発生します。

NEW 病気のしくみとなりたち要点整理&ドリル

総仕上げ！力試しの100問テスト

監修　安谷屋　均　前・沖縄県立看護大学教授

　本体の要点整理とおさらいドリルをクリアしたら、理解度をチェックするためにそれらの知識をまとめた内容の100問テストに挑戦して、知識の定着とさらなるレベルアップを目指しましょう。

　正答がわかるだけでなく、それ以外の選択肢の意味や、誤っている部分、正しい部分などもきちんと理解できるように繰り返し学習しましょう。

■問題はすべて4択です。①〜④のうち、正解と思われる番号を解答欄に記入してください。

目標時間 **60**分

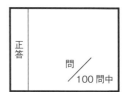

【病理学って何だろう？】

問1 つぎの空欄に入る正しい語句の組み合わせはどれか。

人体のしくみとはたらきに起こる異常を学習するのが ア で、 イ と対をなす学問といえる。診断技術の進歩により、肉眼では見えない ウ レベルの病気も研究の対象となる。

① ア：病理学　　イ：解剖学　　　ウ：臓器
② ア：病理学　　イ：解剖生理学　ウ：遺伝子
③ ア：解剖学　　イ：生理学　　　ウ：細胞
④ ア：生理学　　イ：病理学　　　ウ：遺伝子

問2 つぎの説明で誤っているものはどれか。

① 人体の構造の異常は、機能の異常を伴うことが多い。
② 原因不明の病気は病理学の研究対象とはならない。
③ 病理学における研究は治療方法の開発にも役立つ。
④ 病理学では病気が進行する経過についても研究する。

問3 つぎの説明で正しいものはどれか。

① 死亡した患者を調べ、病気の解明に役立てるための検査をバイオプシーという。
② 生体の細胞や組織の一部を観察する検査が剖検である。
③ 喀痰検査は生体組織診の一つである。
④ 細胞診は、がんの診断に有効である。

問4 つぎの空欄に入る正しい語句の組み合わせはどれか。

検体を乾燥させずに生きた状態に保つことを ア といい、そのために細胞診では イ 、生体組織診では ウ が多く用いられる。また エ は作製された標本をより観察しやすくするために行われる。

① ア：固定　イ：アルコール　　ウ：ホルマリン液　エ：染色
② ア：固定　イ：ホルマリン液　ウ：アルコール　　エ：染色
③ ア：染色　イ：アルコール　　ウ：ホルマリン液　エ：固定
④ ア：染色　イ：ホルマリン液　ウ：アルコール　　エ：固定

問5 つぎのうち、病気の外因となりうるのはどれか。

① 老化　　② 人種　　③ 栄養素　　④ 性別

問6 つぎのうち、化学物質が原因となる疾患はどれか。

① マラリア　　② 熱中症　　③ 高山病　　④ 水俣病

【先天異常】

問7 つぎの説明で誤っているものはどれか。
①先天異常とは、出生前に起こる原因による生まれつきの異常である。
②親のもつ異常が子に受け継がれることはない。
③原因が明らかになっていない先天異常も多い。
④母体の喫煙は子に影響を与える可能性がある。

問8 21トリソミーとは、つぎのうちどの疾患を表すか。
①ターナー症候群
②クラインフェルター症候群
③猫なき症候群
④ダウン症候群

問9 つぎの説明で正しいものはどれか。
①トリソミーとは染色体が通常より1本少ない状態をいう。
②ヒトの染色体は20対40本である。
③遺伝病はDNAそのものの異常が原因である。
④妊娠3〜8週目ごろの初期に起こる先天異常を胎児病とよぶ。

問10 優性遺伝による疾患はつぎのうちどれか。
①ハンチントン病
②フェニルケトン尿症
③糖原病
④血友病

【細胞損傷】

問11 つぎの説明で正しいものはどれか。
①組織は生命の最小単位である。
②壊死とは可逆的な反応である。
③細胞の損傷と疾患には関連性はない。
④壊死した組織が腐敗した状態を壊疽という。

問12 つぎの説明で誤っているものはどれか。
①アポトーシスは細胞の能動的な死といえる。
②ネクローシスはあらかじめプログラムされている細胞死である。
③細胞には正常な成長・発達を維持しようとするはたらきがある。
④酸素の供給が途絶えた細胞は死に至る。

問 13 つぎのうち、永久細胞とよばれる細胞からなる組織・器官はどれか。
　①血液　　②筋組織　　③大脳　　④肝臓

問 14 つぎのうち、もっとも再生力が強い細胞・組織はどれか。
　①心筋　　②骨格筋　　③腺上皮　　④肝細胞

問 15 つぎの説明で正しいものはどれか。
　①粘膜は強い再生力を示す。
　②再生とは死んだ細胞が生き返ることである。
　③毛髪をなす細胞は再生力に乏しい細胞である。
　④組織が再生しても機能が元に戻ることはない。

問 16 つぎの説明で誤っているものはどれか。
　① iPS 細胞は、再生力の乏しい細胞からなる組織の再生に期待される。
　② iPS 細胞による移植では、拒絶反応が起こりにくい。
　③ ES 細胞は人工多能性幹細胞ともよばれる。
　④ ES 細胞は受精卵からつくられる。

問 17 つぎの説明で正しいものはどれか。
　①変性は可逆的な反応の一つである。
　②化生が起こると、元に戻ることはない。
　③一度萎縮した器官が元に戻ることはない。
　④肥大した器官は原因が取り除かれても元には戻らない。

問 18 成熟した細胞が別の機能をもつ細胞へと変化することを何というか。
　①変性　　②化生　　③沈着　　④代謝

問 19 細胞が小さくなることで起こる萎縮を　　　　萎縮という。空欄にあてはまるのはどれか。
　①数的　　②病的　　③生理的　　④単純

問 20 つぎの空欄に入る正しい語句の組み合わせはどれか。

萎縮には老化現象などによって誰にでも起こる ア 萎縮、栄養不足や圧力などによって起こる イ 萎縮、長期間の臥床などによって起こる ウ 萎縮がある。このうち ウ は エ 萎縮ともよばれる。

① ア：無為　　　　イ：廃用性　　　ウ：生理的　　　エ：病的
② ア：生理的　　　イ：病的　　　　ウ：廃用性　　　エ：無為
③ ア：病的　　　　イ：生理的　　　ウ：無為　　　　エ：廃用性
④ ア：廃用性　　　イ：病的　　　　ウ：生理的　　　エ：病的

問 21 長期間宇宙に滞在した宇宙飛行士に最も起こりやすい変化はつぎのうちどれか。
① 無為萎縮　　② 病的萎縮　　③ 代償性肥大　　④ 作業性肥大

問 22 一方の腎臓を切除したとき、もう一方の腎臓に現れる変化はつぎのうちどれか。
① 病的肥大　　② 代償性肥大　　③ 作業性肥大　　④ 労作性肥大

問 23 白内障の原因とされる変化はつぎのうちどれか。
① 化生　　② 萎縮　　③ 肥大　　④ 変性

問 24 つぎの説明で誤っているものはどれか。
① 体内の色素成分は変性の原因となる。
② 化生はがんを引き起こすリスクをもつ反応である。
③ エストロゲンは子宮内膜の萎縮を引き起こす。
④ 血管の閉塞は心肥大の原因となることがある。

【代謝異常】

問 25 エネルギーを使って高分子の物質を合成することを何というか。
① 同化　　② 異化　　③ 吸収　　④ 排泄

問 26 タンパク質をアミノ酸に分解し、エネルギーを発生させる反応はどれか。
① 同化　　② 異化　　③ 合成　　④ 吸収

問 27 つぎのうち、単糖類はどれか。
① 果糖　　② ショ糖　　③ グリコーゲン　　④ デンプン

問 28 つぎの説明で正しいものはどれか。
①インスリンはランゲルハンス島A（α）細胞から分泌される。
②糖尿病で多いのは1型糖尿病の患者である。
③糖尿病では創傷の治癒が遅延する。
④インスリンは血糖値を上昇させるホルモンである。

問 29 つぎの説明で誤っているものはどれか。
①糖質は三大栄養素のひとつである。
②糖の代謝異常はすべて後天性のものである。
③糖尿病では多飲や多尿などの症状がみられる。
④糖尿病は慢性的な高血糖の状態である。

問 30 脂質のもつエネルギー値は1gあたりどれくらいか。
① 2kcal　② 4kcal　③ 6kcal　④ 9kcal

問 31 BMIが□以上の場合、肥満と判定される。空欄に入る数字はどれか。
① 18.5　② 22　③ 25　④ 32

問 32 つぎの説明で正しいものはどれか。
①脂質異常症に食事療法は効果的である。
②体重÷身長でもとめる数値がBMIである。
③脂肪肝から肝臓がんに進行することはない。
④血液中の脂質が異常なほど減少した状態が脂質異常症である。

問 33 つぎの空欄に入る正しい語句の組み合わせはどれか。
20種類もの［ア］が数多く結合したものがタンパク質で、［イ］で吸収された後、［ウ］に運ばれ、さまざまな物質に合成されて体内で活用される。その後不要となったタンパク質は［ウ］で［エ］に分解され排泄される。
①ア：ペプチド　イ：小腸　ウ：腎臓　エ：アミノ酸
②ア：ペプチド　イ：肝臓　ウ：腎臓　エ：尿素
③ア：アミノ酸　イ：胃　ウ：小腸　エ：ペプチド
④ア：アミノ酸　イ：小腸　ウ：肝臓　エ：尿素

問 34 つぎのうち、血漿中に最も多く含まれるタンパク質はどれか。
①アルブミン　②ヘモグロビン　③免疫グロブリン　④フィブリノゲン

問 35 アルツハイマー病のおもな原因となるタンパク質はつぎのうちどれか。
①アルブミン　②アミロイドβ　③ヘモグロビン　④フィブリノゲン

問 36 高尿酸血症を引き起こす原因となる物質はつぎのうちどれか。
①アミロイドβ　　②アルブミン　　③プリン体　　④ヘモグロビン

問 37 つぎの説明で誤っているものはどれか。
①痛風は低タンパク血症が原因で発症する。
②低アルブミン血症は浮腫を引き起こす。
③肝臓の機能の低下は低タンパク血症の原因となる。
④低タンパク血症の多くは、低アルブミン血症として現れる。

問 38 尿路結石の原因となる物質はつぎのうちどれか。
①カルシウム　　②ビタミンD　　③核酸　　④パラトルモン

問 39 つぎの説明で正しいものはどれか。
①カルシトニンは血液中のカルシウム濃度を上昇させる。
②カルシトニンは副甲状腺から分泌される。
③パラトルモンは上皮小体ホルモンともよばれる。
④体内のカルシウムの99％は筋に貯蔵されている。

問 40 つぎのうち、黄疸の原因となる物質はどれか。
①メラニン　　②ビリルビン　　③カルシウム　　④核酸

問 41 つぎのうち、有害な紫外線から人体を保護する色素成分はどれか。
①メラニン　　②ビリルビン　　③カルシウム　　④核酸

【循環異常】

問 42 つぎの説明で誤っているものはどれか。
①細胞内液よりも細胞外液の方が体液に占める割合は多い。
②血液は血球成分と血漿からなる。
③血管から浸みだし、組織中に存在するのが間質液である。
④リンパ管により運ばれるリンパは、心臓付近で静脈に合流する。

問 43 つぎのうち、局所の動脈血が過剰になった状態とはどれか。
①充血　　②うっ血　　③虚血　　④出血

問 44 つぎのうち、局所の静脈血が過剰になった状態とはどれか。
①充血　　②うっ血　　③虚血　　④出血

問 45 つぎのうち、虚血とよばれる状態はどれか。
　①再生不良性貧血　　②局所性貧血　　③溶血性貧血　　④鉄欠乏性貧血

問 46 つぎの説明で正しいものはどれか。
　①血液は細胞外液に分類される。
　②充血した部分ではチアノーゼがみられる。
　③充血の多くは命の危険に関わる重症な状態である。
　④心臓への血流が過剰となり引き起こされるのが心筋梗塞である。

問 47 つぎのうち、紫斑が表すのはどれか。
　①外出血　　②下血　　③喀血　　④皮下出血

問 48 呼吸器で起こった出血が口から排出されることを何というか。
　①吐血　　②喀血　　③下血　　④内出血

問 49 つぎの説明で誤っているものはどれか。
　①リンパ管への還流障害によっても浮腫は起こる。
　②間質液が異常に増加することで浮腫が起こる。
　③いわゆるむくみが浮腫で、命にかかわることはない。
　④炎症や静脈圧の上昇により浮腫が起こることもある。

問 50 つぎの説明で正しいものはどれか。
　①血液の粘稠度が高ければ血栓は起こりにくい。
　②血流に勢いがなくなると血栓が発生しやすい。
　③血液の凝固能が低下すると血栓が起こりやすくなる。
　④血管が狭まったところには血栓は起こりにくい。

問 51 つぎの説明で誤っているものはどれか。
　①がん細胞も塞栓になりうる。
　②血栓も塞栓の一つとなる。
　③潜水病の原因は血液中の空気である。
　④身体の深部にある静脈では塞栓が起こりにくい。

問 52 つぎの空欄に入る正しい語句の組み合わせはどれか。

血栓などの異物を毛細血管や ア からなる イ が取り囲み、自身と同じ イ へ置き換える作業を ウ とよぶ。 ウ により毛細血管が新生された場所では血流が再開する。これを エ という。

① ア：線維芽細胞　　イ：肉芽組織　　ウ：器質化　　エ：再疎通
② ア：肉芽組織　　　イ：線維芽細胞　ウ：器質化　　エ：再疎通
③ ア：線維芽細胞　　イ：白血球　　　ウ：再疎通　　エ：器質化
④ ア：肉芽組織　　　イ：線維芽細胞　ウ：再疎通　　エ：器質化

問 53 つぎの説明で誤っているものはどれか。

① 心臓や脳は側副血行路を多くもつ。
② 側副血行路による血流は血管損傷の原因となる。
③ 門脈圧の上昇は食道静脈瘤を引き起こす原因となる。
④ 痔核は門脈圧亢進症の一つである。

問 54 メズーサの頭とは何を意味するか。

① 門脈圧の低下　　② 食道静脈瘤の形成　　③ 腹壁静脈の怒張　　④ 腹水の貯留

問 55 アナフィラキシーショックはどれに分類されるか。

① 循環血液量減少性ショック
② 心外閉塞・拘束性ショック
③ 心原性ショック
④ 血液分布異常性ショック

問 56 心タンポナーデを原因とするショックはつぎのうちどれか。

① 循環血液量減少性ショック
② 心外閉塞・拘束性ショック
③ 心原性ショック
④ 血液分布異常性ショック

問 57 皮膚が温かいショックで考えられるのはつぎのうちどれか。

① 心原性ショック
② 循環血液量減少性ショック
③ 敗血症性ショック
④ 出血性ショック

【腫瘍】

問 58 つぎの説明で正しいものはどれか。
① がんは遺伝して発生することはない。
② 白人は皮膚がんになりにくい。
③ 日本人は欧米に比べて胃がんが多い傾向にある。
④ 喫煙とがんの因果関係は証明されていない。

問 59 つぎの説明で誤っているものはどれか。
① 悪性腫瘍は無秩序な増殖を繰り返す。
② 良性腫瘍もがんの一種である。
③ 腫瘍は無限に増殖する細胞の集まりである。
④ がんは悪性新生物ともよばれる。

問 60 肉腫とよばれるものはつぎのうちどれか。
① 上皮性良性腫瘍　　② 上皮性悪性腫瘍　　③ 非上皮性良性腫瘍　　④ 非上皮性悪性腫瘍

問 61 腺がんはつぎのうちどれに分類されるか。
① 上皮性良性腫瘍　　② 上皮性悪性腫瘍　　③ 非上皮性良性腫瘍　　④ 非上皮性悪性腫瘍

問 62 ヒトパピローマウイルスが原因とされるものはつぎのうちどれか。
① 成人 T 細胞白血病　　② 子宮頸がん　　③ 肝細胞がん　　④ 肺がん

問 63 膀胱がんはつぎのうちどれに分類されるか。
① 腺がん　　② 移行上皮がん　　③ 腺腫　　④ 扁平上皮がん

問 64 つぎの説明で正しいものはどれか。
① 胃がんは腺がんの一種である。
② ポリープは悪性腫瘍である。
③ 骨肉腫は良性腫瘍に分類される。
④ 平滑筋腫は悪性腫瘍に分類される。

問 65 つぎの説明で誤っているものはどれか。
① 良性腫瘍の進行速度は悪性腫瘍に比べて一般的に遅い。
② 良性腫瘍が示すのは圧排性増殖のみである。
③ 転移するのは悪性腫瘍だけである。
④ 悪性腫瘍は浸潤性増殖のみで拡がる。

問 66　つぎの空欄に入る正しい語句の組み合わせはどれか。

ウィルヒョウ転移は　ア　性転移のひとつで、　イ　が　ウ　へ転移することをいう。

① ア：血行　　　　イ：肺がん　　　ウ：左鎖骨上窩リンパ節
② ア：播種　　　　イ：卵巣がん　　ウ：胃
③ ア：播種　　　　イ：胃がん　　　ウ：卵巣
④ ア：リンパ行　　イ：胃がん　　　ウ：左鎖骨上窩リンパ節

問 67　シュニッツラー転移の説明で誤っているものはどれか。

① 播種性転移の一つである。
② 腹腔の臓器から起こる転移である。
③ ダグラス窩に生じる転移である。
④ 転移巣を直腸診で触知するのは困難である。

問 68　クルッケンベルグ腫瘍は、つぎのうちどれにあてはまるか。

① 卵巣がん　　② 胃がん　　③ 肺がん　　④ 腎臓がん

問 69　つぎの説明で誤っているものはどれか。

① がん細胞では、核の形や大きさが正常細胞に比べいびつである。
② 一般的に異型性が低い腫瘍は悪性度が高くなる。
③ 異型性は良性腫瘍と悪性腫瘍の鑑別の指標となる。
④ 異型性はがんの悪性度を判断するための基準となる。

問 70　つぎの説明で正しいものはどれか。

① 低分化のがんほど、悪性度は低い。
② 高分化のがんは、低分化のがんよりも細胞の異型性が高い。
③ 未分化のがんは、悪性度が極めて低い傾向にある。
④ 低分化のがんは、高分化のがんに比べ、増殖の速度が速い。

問 71　がんの進行度を表す TNM 分類の評価項目に含まれないものはどれか。

① 腫瘍の大きさ
② がんの発生時期
③ リンパ節への転移
④ 遠隔臓器への転移

問 72　胃壁のどの部分までの浸潤が認められると進行胃がんとされるか。

① 粘膜固有層　　② 粘膜下層　　③ 固有筋層　　④ 漿膜層

問 73　つぎのうち、大腸がんの腫瘍マーカーとされるものはどれか。
①α-フェトプロテイン
②がん胎児性抗原（CEA）
③尿中 BEP
④前立腺特異抗原

【炎症】
問 74　つぎのうち、炎症の4徴候に含まれないものはどれか。
①チアノーゼ　　②腫脹　　③発熱　　④疼痛

問 75　つぎの説明で誤っているものはどれか。
①炎症の徴候のひとつに発赤がある。
②機能障害は炎症の5徴候に含まれる。
③炎症反応にはおもに赤血球が関与する。
④炎症は生体にとって不利益となることもある。

問 76　炎症を引き起こす外因となるのはつぎのうちどれか。
①細菌　　　②遺伝　　　③体質　　　④加齢

問 77　炎症を引き起こす物理的因子となるのはどれか。
①強アルカリ　　②毒素　　③ウイルス　　④高温

問 78　炎症細胞の浸潤とは、つぎのうちどのような意味を表すか。
①炎症により組織が障害されること。
②炎症細胞が炎症の起きた部位に集まること。
③炎症の起きた組織が修復されること。
④炎症の原因となる微生物が死滅すること。

問 79　つぎのうち、急性炎症でおもに反応を示す炎症細胞はどれか。
①赤血球　　②リンパ球　　③好酸球　　④好中球

問 80　つぎのうち、慢性炎症でおもに反応を示す炎症細胞はどれか。
①赤血球　　②リンパ球　　③好酸球　　④好中球

問 81 つぎの説明で正しいものはどれか。
①急性炎症は慢性化することはない。
②急性炎症は重症化することはない。
③慢性炎症は数日間程度続く炎症である。
④マクロファージは急性炎症、慢性炎症ともに関与する。

問 82 つぎのうち、顆粒球に分類される白血球はどれか。
①マクロファージ　②好塩基球　③Ｂリンパ球　④Ｔリンパ球

問 83 つぎのうち、抗体を産生するはたらきをもつものはどれか。
①マクロファージ　②好塩基球　③Ｂリンパ球　④Ｔリンパ球

問 84 つぎの空欄に入る正しい語句の組み合わせはどれか。
オータコイドのうち、　ア　などから遊離し、炎症反応や免疫反応を他の細胞へ伝達する化学物質を　イ　とよぶ。　イ　は、血管の透過性を　ウ　させたり、炎症部位の血管を　エ　させるはたらきなどをもつ。
①ア：肥満細胞　　　イ：ケミカルメディエーター　　ウ：亢進　　エ：拡張
②ア：好塩基球　　　イ：ホルモン　　　　　　　　　ウ：亢進　　エ：収縮
③ア：ヒスタミン　　イ：ケミカルメディエーター　　ウ：低下　　エ：拡張
④ア：マスト細胞　　イ：ヒスタミン　　　　　　　　ウ：低下　　エ：収縮

問 85 つぎの説明で誤っているものはどれか。
①サイトカインはタンパク質である。
②サイトカインはリンパ球から産生される。
③サイトカインは病原菌を直接攻撃するはたらきをもつ。
④インターフェロンはサイトカインの一種である。

問 86 つぎの空欄に入る正しい語句の組み合わせはどれか。
血管から漏れ出る液体のうち、炎症以外の原因によるものを　ア　、炎症によって血管の透過性が　イ　して漏れ出るものを　ウ　という。　ウ　は　ア　に比べ、タンパク質やフィブリンの量が　エ　という特徴がある。
①ア：滲出液　　イ：低下　　ウ：濾出液　　エ：多い
②ア：滲出液　　イ：亢進　　ウ：濾出液　　エ：少ない
③ア：濾出液　　イ：低下　　ウ：滲出液　　エ：少ない
④ア：濾出液　　イ：亢進　　ウ：滲出液　　エ：多い

問 87 つぎの説明で誤っているものはどれか。
①マクロファージは炎症によって死んだ細胞の処理を行う。
②瘢痕には新生された血管が豊富にある。
③肥厚性瘢痕が皮膚に生じたものをケロイドという。
④瘢痕はひきつれを起こすことがある。

問 88 つぎの空欄に入る正しい語句の組み合わせはどれか。
組織修復の過程で ア の形成後に毛細血管や イ が消失し、膠原線維だけ残ったものを ウ とよぶ。
①ア：肉芽組織　　　イ：線維芽細胞　　　ウ：瘢痕
②ア：瘢痕　　　　　イ：肉芽組織　　　　ウ：線維芽細胞
③ア：線維芽細胞　　イ：瘢痕　　　　　　ウ：肉芽組織
④ア：肉芽組織　　　イ：瘢痕　　　　　　ウ：線維芽細胞

【免疫の異常】
問 89 つぎの説明で正しいものはどれか。
①輸血用の血液製剤へは放射線を照射してリンパ球を活性化させる。
②臓器移植で免疫反応が現れることはない。
③エイズは先天性免疫不全症候群ともよばれる。
④免疫不全の原因には後天性のものもある。

問 90 つぎの説明で誤っているものはどれか。
①アレルギーは過敏症ともよばれる。
②抗体は異物と結合するタンパク質である。
③免疫グロブリンは4種類である。
④生体内で有害であると認識される異物が抗原である。

問 91 細胞傷害型アレルギーとよばれるものはどれか。
①Ⅰ型アレルギー
②Ⅱ型アレルギー
③Ⅲ型アレルギー
④Ⅳ型アレルギー

問 92 アナフィラキシーショックはどのアレルギーに分類されるか。
①Ⅰ型アレルギー
②Ⅱ型アレルギー
③Ⅲ型アレルギー
④Ⅳ型アレルギー

問 93 全身の結合組織に炎症が現れる自己免疫疾患とはどれか。
①膠原病　　②橋本病　　③ギラン・バレー症候群　　④シェーグレン症候群

問 94 慢性甲状腺炎ともよばれる自己免疫疾患とはどれか。
①膠原病　　②橋本病　　③バセドウ病　　④ AIDS

問 95 つぎのうち、メルゼブルグ三徴に含まれないものはどれか。
①甲状腺の腫脹　　②動悸・頻脈　　③頻尿・多尿　　④眼球の突出

【感染と病原微生物】

問 96 つぎの説明で正しいものはどれか。
①体内に病原微生物が侵入することを感染という。
②病原性の弱い微生物で感染が起こることはない。
③感染が起きれば必ず症状が現れる。
④体内の常在菌が感染症を引き起こすことがある。

問 97 ☐☐☐以下の粒子を吸い込むことで起こる感染を空気感染という。空欄にあてはまるのはどれか。
① 0.1mm　　② 0.01mm　　③ 5μm　　④ 10μm

問 98 垂直感染とされるのはつぎのうちどれか。
①飛沫を吸い込むことによる感染
②性交渉により起こる感染
③母乳を介しての感染
④蚊に刺されたことで起こる感染

問 99 つぎの説明で誤っているものはどれか。
①ウイルスは細菌よりも小さい微生物である。
②原虫は多細胞生物である。
③真菌は真核生物である。
④グラム染色は細菌の分類に用いられる。

問 100 赤痢アメーバはつぎのうちどれに分類されるか。
①ウイルス　　②細菌　　③真菌　　④原虫

SENKOSHA

NEW 病気のしくみとなりたち要点整理＆ドリル
総仕上げ！力試しの 100 問テスト

NEW 病気のしくみとなりたち要点整理＆ドリル
総仕上げ！力試しの100問テスト
別冊 解答・解説

監修　安谷屋 均　前・沖縄県立看護大学教授

[解答早見表]

問題番号	正解	問題番号	正解	問題番号	正解
問1	②	問35	②	問69	②
問2	②	問36	③	問70	④
問3	④	問37	①	問71	②
問4	①	問38	①	問72	③
問5	③	問39	③	問73	②
問6	④	問40	②	問74	①
問7	②	問41	①	問75	③
問8	④	問42	①	問76	①
問9	③	問43	①	問77	④
問10	①	問44	②	問78	②
問11	④	問45	②	問79	②
問12	②	問46	①	問80	②
問13	③	問47	④	問81	②
問14	④	問48	②	問82	②
問15	①	問49	③	問83	③
問16	③	問50	②	問84	①
問17	①	問51	④	問85	②
問18	②	問52	①	問86	④
問19	④	問53	①	問87	①
問20	②	問54	③	問88	①
問21	①	問55	④	問89	②
問22	②	問56	②	問90	③
問23	④	問57	②	問91	②
問24	③	問58	③	問92	①
問25	①	問59	②	問93	②
問26	②	問60	④	問94	②
問27	①	問61	②	問95	②
問28	③	問62	②	問96	④
問29	②	問63	②	問97	③
問30	④	問64	①	問98	②
問31	③	問65	②	問99	②
問32	①	問66	④	問100	④
問33	④	問67	④		
問34	①	問68	①		

問1　②
解説
正常な人体のしくみとはたらきを学習する解剖生理学と対をなすのが病理学です。

問2　②
解説
原因がわかっていない病気についても研究し、そのメカニズムや予防策、治療方法などの開発に役立てることも病理学の大事な目的です。

問3　④
解説
死亡した患者を調べるのが剖検、生体の細胞や組織を調べるのが生検（バイオプシー）です。喀痰検査は細胞診の一つとして行われます。

問4　①
解説
生体組織診では、10〜20％に希釈したホルマリン液に検体が十分浸かるようにして固定を行ないます。

問5　③
解説
栄養の過剰な摂取や不足、あるいは偏りは病気の要因（外因）となりえます。

問6　④
解説
水俣病は化学物質（水銀）が原因の公害病の一つで、人間の文明が引き起こしたものといえます。

問7　②
解説
親のもつ異常が子に遺伝して異常が発生することもあります。

問8 ④
解説
21番常染色体が1本多い（トリソミー）ために起こる疾患がダウン症候群です。

問9 ③
解説
染色体が1本多い状態をトリソミーといいます。ヒトの染色体は23対46本です。妊娠初期に起きる先天異常は胎芽病とよびます。

問10 ①
解説
フェニルケトン尿症や糖原病は常染色体劣性遺伝病です。血友病は伴性の劣性遺伝病です。

問11 ④
解説
生命の最小単位は細胞です。組織は細胞で構成されます。重大な損傷による細胞の死を壊死といい、不可逆的な反応です。細胞の損傷が病変や疾患の原因となります。

問12 ②
解説
ネクローシス＝壊死は、重大な損傷による細胞死であり、あらかじめプログラムされた細胞死＝アポトーシスとは異なります。

問13 ③
解説
中枢神経である大脳をなす神経細胞は再生することがなく、永久細胞とよばれます。

問14 ④
解説
肝臓を構成する肝細胞は非常に強い再生能力をもちます。

問15 ①
解説
死んだ細胞は生き返りません。周囲の細胞が分裂・増殖して組織を再生させます。再生には不完全な場合もありますが、ほぼ完全に再生することで機能も元のように戻ります。

問16 ③
解説
人工多能性幹細胞とよばれるのはiPS細胞で、体細胞から培養されるため、倫理的な問題も克服しやすく、拒絶反応も起こりにくいとされます。受精卵からつくられるES細胞は、胚性幹細胞とよばれます。

問17 ①
解説
変性や化生、萎縮、肥大は細胞がみせる可逆的な反応で、その原因が取り除かれれば元に戻ることができます。

問18 ②
解説
変性は、細胞の代謝に異常が起こり、通常みられない物質が過剰に組織に沈着することをいいます。

問19 ④
解説
組織や器官をなす細胞が小さくなることによる萎縮を単純萎縮、細胞の数が減って小さくなることによる萎縮を数的萎縮といいます。

問20 ②
解説
萎縮は大きく病的萎縮、生理的萎縮、廃用性萎縮に分けられます。

問21 ①
解説
無重力状態では筋力をあまり使わないため、無為萎縮（廃用性萎縮）が起こりやすくなります。

問22 ②
解説
別の器官の機能を補おうとしておこる肥大が代償性肥大です。

問23 ④
解説
眼球の正面にある水晶体にタンパク質が過剰に沈着し、変性を起こすことで視野不良となる疾患が白内障です。

問24 ③
解説
エストロゲンは卵巣から分泌されるホルモンで、子宮内膜の細胞に過形成を引き起こして着床に備えます。

問25 ①
解説
異化によって発生したエネルギーを用いて体内で活用するための高分子の物質をつくり出すのが同化です。

問26 ②
解説
吸収した高分子の物質を低分子の物質へとつくり変え、その過程でエネルギーを発生させることを異化といいます。

問27 ①
解説
果糖（フルクトース）やブドウ糖（グルコース）、ガラクトースなどが単糖類です。ショ糖（スクロース）は二糖類、グリコーゲンやデンプンは多糖類です。

問28 ③
解説
糖尿病では血流の障害なども起こり、細胞の活動性やエネルギーの産生も低下します。そのため創傷の治癒が遅延したり、免疫力も低下します。

問29 ②
解説
グリコーゲンの合成や分解に関与する酵素の欠乏によって引き起こされる糖原病は、先天的な異常です。

問30 ④
解説
脂質は1gあたり9kcalという高いエネルギー値をもつ栄養素です。

問31 ③
解説
BMI18.5以上25未満が標準体重とされ、22が理想体重とされます。

問32 ①
解説
脂質異常症を改善するには、食事療法、運動療法、そして薬物療法が効果的です。

問33 ④
解説
アミノ酸の化合物がタンパク質で、小腸で吸収されて肝臓へ入り、さまざまな物質へつくり変えられます。不要となったタンパク質は肝臓で尿素に分解されて腎臓から尿によって排泄されます。

問34 ①
解説
アルブミンは血漿に含まれるタンパク質の大部分を占め、血漿中の物質の輸送や浸透圧の維持に機能します。

問35 ②
解説
アミロイドーシスによる代表的な疾患のひとつがアルツハイマー病です。

問36 ③
解説
プリン体の代謝産物である尿酸が血液中に過剰になった状態が高尿酸血症です。

問37 ①
解説
痛風は、高尿酸血症が原因となり、引き起こされます。

問38 ①
解説
沈着した過剰なカルシウムが塊を形成し、結石となります。

問39 ③
解説
カルシトニンは甲状腺から分泌されるホルモンで、骨からのカルシウム放出を抑え、血液中のカルシウム濃度を低下させる作用があります。カルシウムの99％は骨や歯に貯蔵されています。

問40 ②
解説
胆汁に含まれる色素成分がビリルビンで、血液中の濃度が過剰になると眼球の白目部分や皮膚が黄色っぽくなります。これが黄疸です。

問41 ①
解説
皮膚の基底層に存在するメラニン産生細胞より生み出される色素成分がメラニンです。紫外線を吸収するはたらきがあります。

問42 ①
解説
細胞内液は体液のおよそ2／3を占めています。

問43 ①
解説
局所の動脈性の血管が拡張し、その部分の動脈血が過剰になった状態が充血です。

問44 ②
解説
静脈血の流れが滞ることで局所の静脈血が過剰になった状態をうっ血といいます。

問45 ②
解説
局所で動脈血が不足する、すなわち貧血となる状態が虚血です。

問46 ①
解説
チアノーゼがみられるのはうっ血やショックなどです。充血は血管の拡張により局所で動脈血が過剰になった状態で、精神的な興奮など特に大きな異常を伴わずに起こることもあります。心臓への血流が完全に途絶え、心筋細胞が壊死した状態が心筋梗塞です。わずかに血流があり、心筋細胞が壊死まで至らない状態は狭心症とよばれます。

問47 ④
解説
血液が体表に漏出せず、皮下に留まっている皮下出血では、皮膚の表面に紫色の斑点が出現するため、紫斑とよばれます。

問48 ②
解説
消化管で起こった出血が口から出ることを吐血、肛門から出ることを下血といいます。

問49 ③
解説
肺で起こる肺水腫や脳で起こる脳浮腫など、命にかかわる場合も多くあります。

問50 ②
解説
血液の凝固能が亢進し、さらに血液の粘稠度が高い、血流に勢いがない、といった理由で血栓が生まれやすくなります。血栓は血管の内壁が損傷している部位や狭まった場所で起こりやすくなります。

問51 ④
解説
身体の深部にある静脈では、静脈血の流れが滞りやすく、静脈血栓が発生します。

問52 ①
解説
肉芽組織は豊富な毛細血管や線維芽細胞からなります。

問53 ①
解説
心臓や脳には側副血行路が少ないため、血流障害による梗塞が起こりやすくなります。

問54 ③
解説
門脈圧が上昇し、側副血行路として腹壁静脈が用いられ、その怒張が体表に現れた状態をメズーサの頭とよびます。ギリシャ神話に登場する頭髪が蛇の怪物メズーサの様相に似ていることに由来します。

問55 ④
解説
アナフィラキシーはアレルギー反応の一つで、炎症を起こした血管が拡張することで血液の分布に異常が発生し、ショックを引き起こします。

問56 ②
解説
心臓が外側からの圧力により拡張できず、血液の拍出が妨げられて起こるショックは心外閉塞・拘束性ショックです。

問57 ③
解説
細菌の毒素による炎症で血管が拡張し、一時的に末梢の血流が増えて皮膚が温かく感じるウォームショックは、敗血症性ショックやエンドトキシンショックともよばれる感染性ショックでみられます。

問58 ③
解説
がんは遺伝して発生することもあります。メラニン色素の少ない白人は皮膚がんになりやすい傾向があります。喫煙は肺がんの原因となります。

問59 ②
解説
がんとよばれるのは、腫瘍のうち悪性腫瘍です。

問60 ④
解説
悪性腫瘍のうち、非上皮性のものを肉腫といい、骨肉腫や平滑筋肉腫などがあります。

問61 ②
解説
がん＝悪性腫瘍です。腺がんは消化管などを形成する腺上皮に発生するがんで、上皮性の悪性腫瘍＝がん腫に分類されます。

問62 ②
解説
成人Ｔ細胞白血病はＨＴＬＶ－１（ヒト細胞白血病ウイルス１型）、肝細胞がんはＢ型・Ｃ型肝炎ウイルスなどが原因となります。肺がんは喫煙などが原因となり発生します。

問63 ②
解説
泌尿器特有の移行上皮に発生するがんは移行上皮がんです。

問64 ①
解説
ポリープは腺腫ともよばれる良性腫瘍です。骨肉腫は悪性腫瘍、平滑筋腫は良性腫瘍です。

問65 ④
解説
悪性腫瘍は浸潤性、圧排性の両方の増殖方法を示します。

問66 ④
解説
胃がんがリンパの流れにより左鎖骨上窩リンパ節へ転移するのがウィルヒョウ転移です。胃がんのほか、腹腔の臓器でもみられます。

問67 ④
解説
胃などの腹腔の臓器に発生したがんがダグラス窩に播種性転移することをシュニッツラー転移といいます。転移巣は直腸診で触診することができます。

問68 ①
解説
胃がんが播種性転移によって卵巣につくった転移巣をクルッケンベルグ腫瘍といいます。腎臓がんの一種で、乳幼児の腎臓に発生する腫瘍をウィルムス腫瘍といいます。

問69 ②
解説
正常な細胞や組織から腫瘍がどれほど逸脱しているかの指標が異型性です。通常、異型性が高い腫瘍ほど悪性度は高くなります。

問70 ④
解説
より未熟な段階でがん細胞化したものを低分化がんや未分化がんとよび、異型性や悪性度も高く、増殖の速度も速くなります。

問71 ②
解説
ＴＮＭ分類では、腫瘍の大きさ、リンパ節への転移の有無、遠隔臓器への転移の有無、という３つの項目からがんの進行度を評価します。

問72 ③
解説
粘膜固有層と粘膜下層からなる粘膜層までで留まっている場合を早期胃がん、それ以上の固有筋層まで浸潤した場合を進行胃がんとします。

問73 ②
解説
がん胎児性抗原（CEA）は大腸がんをはじめとした腺がんの診断に多く用いられます。α－フェトプロテインは肝細胞がん、尿中ＢＥＰは膀胱がん、前立腺特異抗原は前立腺がんなどで用いられる腫瘍マーカーです。

問74 ①
解説
発赤、発熱、腫脹、疼痛の４つが炎症の４徴候とされます。

問75 ③
解説
炎症反応に関与するのはおもに白血球です。

問76 ①
解説
ウイルスや細菌などの生物学的因子は炎症の外因となります。

問77 ④
解説
炎症を引き起こす物理的因子には、高温などの温熱刺激や放射線、紫外線、圧力、強い衝撃などがあります。

問78 ②
解説
血管の透過性が亢進し、白血球が血管から出て炎症部位に集まることを炎症細胞の浸潤といいます。

問79 ④
解説
急性炎症の主役は白血球のうちの好中球です。好中球は顆粒球の６割程度を占めます。

問80 ②
解説
慢性炎症の主役はリンパ球です。リンパ球は無顆粒球で、炎症や免疫に関与するはたらきをもつ血球です。

問81 ④
解説
急性炎症はときに重症化して死に至る場合や、慢性化することもあります。慢性炎症は数週間から長いもので数年もの間続く炎症です。

問82 ②
解説
白血球のうち、顆粒球は好中球、好酸球、好塩基球の３つです。マクロファージは無顆粒球のうちの単球の一種です。

問83 ③
解説
Ｂリンパ球は活性化すると形質細胞となり、抗体を産生します。

問84 ①
解説
肥満細胞（マスト細胞）や好塩基球などで産生され、炎症などが起きると遊離して血管の透過性を亢進させたり血管を拡張させるはたらきをもつのがケミカルメディエーターです。

問85 ③
解説
サイトカインは炎症細胞を活性化させたり、補助するはたらきをもちます。

問86 ④
解説
炎症によるものを滲出液、炎症以外の原因によるものを濾出液といいます。滲出液は血管の透過性が亢進して漏れ出るため、大きな分子であるタンパク質なども血管を通り抜けてしまいます。

問87　②
解説
肉芽組織の形成が終わり、毛細血管や線維芽細胞が消失し、膠原線維だけ残ったものが瘢痕です。よって血管はありません。

問88　①
解説
肉芽組織から毛細血管や線維芽細胞が消失したものを瘢痕といいます。

問89　④
解説
血液製剤へ放射線を照射するのはリンパ球の機能を抑え、移植片対宿主病を防ぐためです。移植された臓器にも免疫反応＝拒絶反応が現れることがあります。エイズは後天性免疫不全症候群とよばれます。

問90　③
解説
免疫グロブリンは現在5種類が確認されています。

問91　②
解説
細胞の表面に現れた抗原により細胞が傷害されて起こるアレルギーが細胞傷害型アレルギー（Ⅱ型アレルギー）です。

問92　①
解説
Ⅰ型アレルギーは即時型やアナフィラキシー型ともよばれるアレルギーで、アナフィラキシーショックのほか、アトピー性皮膚炎、気管支喘息、蕁麻疹などがあります。

問93　①
解説
全身性の自己免疫疾患の総称が膠原病で、全身性エリテマトーデスや強皮症、関節リウマチなどがあります。

問94　②
解説
甲状腺が自身のリンパ球により攻撃されて炎症が起こり、ホルモン分泌機能が低下する疾患です。

問95　③
解説
バセドウ病で特徴的にみられる3つの症状がメルゼブルグ三徴です。

問96　④
解説
体内に微生物が侵入し、定着、増殖を示した状態が感染です。感染が起きても症状が現れない場合を不顕性感染といいます。病原性の弱い微生物や体内の常在菌も、免疫力が低下しているときには感染症の原因となります。このような感染症を日和見感染症といいます。

問97　③
解説
$1\,\mu m = 1000$分の$1\,mm$（$0.001\,mm$）です。非常に微細な粒子が長時間空気中を漂うため、感染を引き起こしやすくなります。

問98　③
解説
垂直感染は母児感染ともいい、母乳を介して起こる以外に、胎盤を経由して起こる場合、出産時に通過する産道で感染する場合があります。

問99　②
解説
原虫は1個の細胞からなる原始的な単細胞生物です。

問100　④
解説
赤痢アメーバのほか、マラリア原虫、ランブル鞭毛虫などが原虫です。

SENKOSHA

NEW 病気のしくみとなりたち要点整理＆ドリル
総仕上げ！力試しの100問テスト
別冊　解答・解説

❖ 血栓や塞栓が発生しやすい状態

[強い血流がつくり出せない]

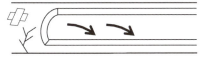

心臓機能の低下や、動脈硬化などによる血管の異常により、血流が悪くなると血栓が起こりやすく、また塞栓を押し流すことができず詰まってしまいます。

[血管の内壁が損傷している]

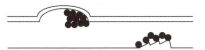

血管の内壁が損傷したり、動脈瘤などが発生している部分では血流が悪くなり、また血小板などが付着しやすいため、血栓が形成されやすくなります。

[血液がドロドロの状態]

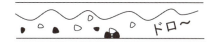

血液中の脂質やブドウ糖が過剰なときや、血球成分の量や質に異常が起こっている状態では、凝血塊が形成されやすく、また血流も悪く塞栓が発生しやすくなります。

[静脈]

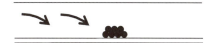

血流の弱い静脈では血栓や塞栓が生じやすくなります。静脈は筋の運動などにより血流を生み出します。深部の静脈や、長時間の静止状態では特に発生しやすいです。

➡動脈瘤

血管のもろくなった部分に血流が流れ込み、瘤（こぶ）のように膨らんだ状態を動脈瘤（りゅう）といいます。放置すると破裂して出血する危険があります。

➡線維芽細胞

皮膚や靭帯など、弾力のある結合組織を構成するコラーゲンなどを産生する細胞が線維芽細胞です。線維芽細胞や豊富な毛細血管などで形成される新しい組織が肉芽組織です。

② 再疎通と側副血行路

血液の凝血塊は、血栓として血管を塞ぎますが、線溶のしくみ（血栓を除去する機能）によって溶解されることもあります。また血栓が溶解しない場合には、器質化や側副血行路の形成などが行われることで、血流を正常に戻そうとする機能がはたらきます。

①器質化と再疎通

血栓などの異物に対して、それを毛細血管や線維芽細胞などからなる肉芽組織が取り囲み、マクロファージなどにより分解・処理され、自身と同じ肉芽組織へと置き換えていく作業が行われることがあります。この過程を器質化といいます。器質化された組織には毛細血管が新生され、そこを血液が流れるようになります。これを再疎通といいます。

②側副血行路

血栓や塞栓によって血管が塞がれた場合、側副血行路とよばれる別の血管ルート（バイパス）を通して血液が流れます。ただ本来のルートではないため血管も損傷しやすく、「門脈の停滞による食道静脈瘤」に代表されるようにさまざまな障害を引き起こす場合もあります。側副血行路からも血液の供給がなければ、その部位の細胞・組織が壊死します（梗塞）。特に、多くの酸素を必要とするにも関わらず側副血行路が少ない心臓や脳では壊死が発生しやすい傾向があり、心筋梗塞や脳梗塞を引き起こします。

➡門脈圧亢進症

消化管で吸収した栄養を肝臓へ運ぶ門脈の血流が悪くなることで門脈圧が上昇し、引き起こされる症状を門脈圧亢進症といいます。門脈の血流悪化により、本来門脈を通る血流が側副路として食道の静脈や腹壁静脈、痔静脈叢などを経由することになります。そのため門脈圧亢進症として、食道静脈瘤や、腹壁静脈の怒張（メズーサの頭）、痔核（一般的にいぼ痔ともよばれます）の悪化などを引き起こします。

❖ 再疎通と側副血行路

[器質化]

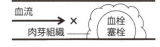

血栓や塞栓を肉芽組織が取り囲み、生体組織の一部へと置き換えていく作業が器質化です。

[再疎通]

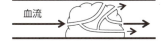

器質化した組織には毛細血管が新生され、そこを血液が流れるようになります。これが再疎通です。

[側副血行路]

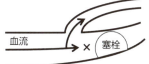

塞栓などによって血管の閉塞が起こったときに使われる代替ルート（回り道）が側副血行路です。

他にも、血栓や塞栓が融解したり、血流で押し流されるなどして血行が再開されます。

➡メズーサの頭

腹壁静脈の怒張が体表に現れた状態をいいます。ギリシャ神話に登場する頭髪が蛇の怪物メズーサになぞらえてメズーサの頭といわれます。

3 ショック

大量の出血など血液循環の異常により**血圧が低下し、十分な血液供給を得られない臓器が機能不全に陥った状態**を**ショック**といいます。ショックは発生の原因により大きく4つに分けられます。

①循環血液量減少性ショック

大量の出血や脱水などにより、**循環する血液量そのものが著しく減少することによって起こるショック**をいいます。

②心原性ショック

心臓自体の機能低下によるショックが**心原性ショック**です。心臓のポンプ作用が損なわれるため、血液を正常に送り出して循環させることができずに血圧の低下を招きます。

③心外閉塞・拘束性ショック

心臓自体の機能に異常がないにもかかわらず、**心タンポナーデ**（心臓を覆う膜の間＝心膜腔に貯まった体液により圧迫され、心臓が十分に拡張できない状態）などにより、**心臓が周囲からの圧迫を受け拡張できなくなることで、血液を正常に送り出すことができずに起こるショック**をいいます。

④血液分布異常性ショック

血管の過度な拡張により血液が正常に流れず、血液の分布に異常が発生するショックです。血液分布異常性ショックには、アレルギー反応の1つである**アナフィラキシーショック**や、神経系のはたらきにより血管が拡張し、血圧低下を引き起こす**神経原性ショック**、細菌の毒素（エンドトキシン）が敗血症を引き起こし、血管を拡張させてしまうことで起こる**感染性ショック**などがあります。

ショックでは通常、顔面蒼白、脈が弱く速い、冷や汗、呼吸不全、虚脱状態などの症状がみられますが、そのうち感染性ショック（敗血症性ショックやエンドトキシンショックともよばれます）では、炎症反応によって血管が拡張することで**一時的に末梢の血液量が増えるため、皮膚が温かくなります**。これを**ウォームショック**といいます。

➡**アナフィラキシー**
特定の物質が体内に侵入することにより、極めて短時間に出現する全身性のアレルギー反応をアナフィラキシーといいます。急激な血圧低下によりショックを引き起こすこともあります。これがアナフィラキシーショックです。

➡**敗血症**
感染した病原微生物が病巣から血液中に侵入して全身に拡がり、あらゆる場所で炎症反応を引き起こした状態が敗血症です。血圧の低下に伴うショックを引き起こすこともある重篤な状態です。

❖ さまざまなショック

流れる血液そのものの量が少なくなってしまって起こる
循環血液量減少性ショック

心臓や動脈そのものの原因により、血液を十分に送り出せずに起こる
心原性ショック

ショック
＝
血圧が異常に低下し、血液の供給を得られなくなった**臓器が機能不全**に陥った状態。生命の危機的な状況を引き起こします。

血液が正常に流れずに、血液の分布に異常が起こることによる
血液分布異常性ショック

心臓が正常に拡張できず、ポンプ機能が損なわれて起こる
心外閉塞・拘束性ショック

エコノミークラス症候群 Column

長時間同じ姿勢で座っていると下肢が圧迫され、下肢の静脈に血栓が生じやすくなります。その後、急な歩行などにより血流が再開され、押し流された血栓が肺に到達して肺の動脈を閉塞することがあり、最悪の場合は死に至ります。飛行機の狭いエコノミークラスの乗客に発生しやすいことから、エコノミークラス症候群とよばれますが、もちろんエコノミークラスでなくても注意が必要です！

力がつく!! おさらいドリル

1 つぎの文章を読み、正しいものには○、誤っているものには×を書きましょう。

（1）血栓は動脈硬化のみられる場所では発生しにくい。　　　　　　　[　　　]

（2）身体の深部にある静脈では塞栓が発生しやすい。　　　　　　　　[　　　]

（3）空気は塞栓の因子に含まれる。　　　　　　　　　　　　　　　　[　　　]

（4）脱水はショックを引き起こすことがある。　　　　　　　　　　　[　　　]

（5）アナフィラキシーショックは循環血液減少性ショックに分類される。[　　　]

2 空欄にあてはまる語句を書きましょう。

（1）器質化によって血流が再開することを ＿＿＿＿＿＿＿＿＿ という。

（2）血管が塞がれたとき、血流は ＿＿＿＿＿＿＿＿＿ とよばれる代替路を流れる。

（3）貯まった体液によって心臓が拡張できない状態を ＿＿＿＿＿＿＿＿＿ という。

（4）心臓自体の機能低下によって起こるショックを ＿＿＿＿＿＿＿＿＿ ショックという。

（5）一時的な血流増加により末梢の皮膚が温かくなるショック状態を ＿＿＿＿＿＿＿＿＿ ショックという。

3 つぎの設問に答えましょう。

（1）器質化とはどのような反応をいうか。簡潔に説明しなさい。

[　　　　　　　　　　　　　　　　　　　　　　　　　　　　　　　　]

（2）ショックとはどのような状態をいうか。簡潔に説明しなさい。

[　　　　　　　　　　　　　　　　　　　　　　　　　　　　　　　　]

※答えはP.61からの解答を参照

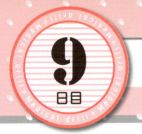

9日目 腫瘍① 腫瘍の原因と分類

> **学習のポイント**
> 腫瘍＝がんと思われがちですが、**腫瘍のうち、悪性の腫瘍をがんとよびます**。腫瘍は、増殖方法や発生部位などにより分類され、さまざまな名称でよばれます。それぞれの特徴や性質をしっかりと整理しながら学習しましょう。

1 腫瘍とは？

私たちの身体をなす細胞は分化・増殖を繰り返してそれぞれの組織や器官を形成します。成長とともに一定の大きさになった組織や器官の細胞は増殖をやめます。そして細胞が老化し、死ぬとそれを補うように他の細胞が増殖して新しい細胞をつくります。このはたらきは秩序的に行われていますが、このような**秩序的な細胞の増殖過程から逸脱した状態が腫瘍**です。

腫瘍とは、**遺伝子に変異が生じた細胞がほかの細胞と調和せずに無秩序な分裂を繰り返し、無限に増殖し形成される集合体**のことをいいます。腫瘍が発生した組織や器官では、過剰に増殖した細胞によりその機能が障害されることになります。腫瘍には 良性腫瘍 と 悪性腫瘍 があり、悪性腫瘍のことを一般的に がん とよびます。がんは 悪性新生物 とよばれることもあります。

➡**悪性新生物**
統計によると、長年にわたって日本人の死因の第1位を占めるのはがんです。腫瘍細胞によって新しく生まれることから、統計などでは悪性新生物という言葉がよく用いられます。

➡**無限の増殖**
正常な細胞は、一定の回数の増殖を終えると分裂不能となり、死を迎えるように制御されています。しかし多くのがん細胞はこの制御から逸脱しているため、無限に増殖を繰り返すことができるのです。

➡**テロメア**
染色体の両端にあるテロメアという部分は、細胞の分裂能力に関与するといわれています。細胞が分裂するたびにテロメアが短縮され、その長さが一定まで減ったときに細胞が分裂をやめると考えられています。

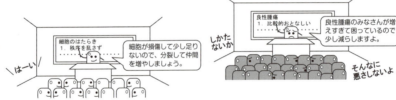

❖ 腫瘍とは

身体の各部位で与えられたはたらきを秩序を守って行うのが正常な細胞です。
分裂や増殖も秩序的に行われます。

【**良性腫瘍**】
放っておけば勝手に増殖しますが、**進行も遅く、生体への悪影響も少ない**のが良性腫瘍です。切除することで完治できます。

【**悪性腫瘍**】
無秩序かつ無限に増殖し、生体へ深刻な影響を与えます。治療をしても再発したり、別の臓器へ転移することもあるのが悪性腫瘍です。

2 腫瘍の原因

腫瘍の発生原因は日々研究が進み、遺伝的な要因あるいは環境的な要因が細胞の変異を引き起こし発生すると考えられますが、まだわからないことも多くあります。腫瘍発生の引き金となる遺伝子の異常を引き起こす原因は、大きく内因性のものと外因性のものに分けられます。

[内因性の原因]

内因性の原因としては、年齢 や 性別、人種、遺伝 などがあります。例えば日本人は欧米に比べて胃がんが多く、皮膚がんは白人に多いなどの傾向があります。また親から引き継いだ遺伝的な要因でがんになりやすい体質であることもあります。

[外因性の原因]

外因性の原因としては、アルコールの多飲や肥満を引き起こすような**生活習慣**、食品添加物やたばこなどに含まれる**化学物質**（**発がん物質**）、**放射線**（エックス線やガンマ線、アルファ線、ベータ線など）等の物理的刺激などがあります。また**ウイルス**も悪性腫瘍を引き起こす原因となることがわかっています。代表的なものに肝細胞がんの原因となる**B型・C型肝炎ウイルス**や成人T細胞白血病の原因となる**HTLV-1**（**ヒト細胞白血病ウイルス1型**）、子宮頸がんの原因とされる**ヒトパピローマウイルス**などがあります。

❸ 腫瘍の分類

腫瘍は良性か悪性かに加え、発生した組織が**上皮組織**かそうでないか（**非上皮組織**）によっても分類されます。上皮組織は表皮や粘膜、腺上皮、移行（尿路）上皮などを形成し、非上皮組織は脂肪などの結合組織や筋肉組織、神経組織をいいます。つまり、**腫瘍がどの組織によって発生したかによって分類される**のです。

上皮性良性腫瘍には**乳頭腫**、**腺腫**などがあり、非上皮性良性腫瘍には**線維腫**、**軟骨腫**、**脂肪腫**、**平滑筋腫**などがあります。平滑筋腫の一種である**子宮筋腫は発生頻度が高い良性腫瘍**の1つです。

同じように悪性腫瘍、すなわちがんも発生した組織の違いにより**がん腫**と**肉腫**に分類されます。

がん腫とは、上皮細胞・組織で発生したがん＝**上皮性悪性腫瘍**を指します。上皮性悪性腫瘍はさらに発生した上皮組織の種類により、**腺がん**、**扁平上皮がん**、**移行上皮がん**など、組織別に分類されます。一方、非上皮性悪性腫瘍は**肉腫**とよばれ、**骨肉腫**、**脂肪肉腫**、**平滑筋肉腫**などが代表的です。

➡ **白血病**

白血球をつくる造血細胞ががん細胞に変異し、正常な白血球や赤血球、血小板などの産生を妨げ、さらに異常な白血球が血液中に蔓延した状態を白血病といいます。血液は支持・結合組織に分類されるため、白血病は非上皮性悪性腫瘍とされますが、肉腫には含まれません。

➡ **組織の分類**

人体をなす組織は、その性質や特徴により上皮組織、筋組織、神経組織、支持・結合組織に分類されます。上皮組織は皮膚や臓器の表層、粘膜などを構成する組織です。

➡ **未分化がん**

組織的な分化をみせていない未熟な細胞から発生するため、どの細胞・組織に由来するかの判別が困難な場合を未分化がんとします。多くの場合悪性度がきわめて高いがんとなります。

❖ 腫瘍の分類

- 腫瘍
  - 良性腫瘍
    - **上皮性良性腫瘍** ── 上皮組織で発生した良性腫瘍で、乳頭腫（乳頭状の腫瘍で、口腔や咽頭などにできます）や、腺腫（**ポリープ**ともよばれます）などがあります。
    - **非上皮性良性腫瘍** ── 上皮組織以外の組織に発生した良性腫瘍で、線維腫、軟骨腫、平滑筋腫などがあります。
  - 悪性腫瘍＝がん
    - **上皮性悪性腫瘍（がん腫）**
      - **腺がん** ── 腺上皮に発生するがんで、胃がん、大腸がん、前立腺がん、乳がんなどがあります。
      - **扁平上皮がん** ── 扁平上皮に発生するがんで、食道がんや子宮頸がん、皮膚がんなどがあります。
      - **移行上皮がん** ── 尿路を形成する移行上皮に発生するがんです。膀胱がんなどがあります。
      - **未分化がん** ── 分化途中の未熟な段階で生じ、発生した細胞や組織が判別できないものは未分化がんとされます。
    - **非上皮性悪性腫瘍（肉腫）** ── 上皮組織以外の結合組織（骨や筋など）、神経組織に発生するのが非上皮性悪性腫瘍で、肉腫ともよばれます。骨肉腫や脂肪肉腫、平滑筋肉腫などがあります。

※血液も非上皮組織ですが、血液のがん＝白血病は肉腫には含まれません。

Column　がんの由来は？

江戸時代の医学書では、乳がんを「乳岩」と表しています。岩のようにごつごつとしたできものがあることから名付けられたと考えられます。がんを漢字で書くと「癌」ですが、この字もやまいだれに岩の異字体を用いています。

4 良性腫瘍と悪性腫瘍

①良性腫瘍

腫瘍のうち、良性腫瘍は**手術によって取り除くことで完治**することができ、**進行速度も比較的遅く**、放っておいても**生体への影響が少ない**腫瘍です。**良性腫瘍の細胞は、転移せず**、発生した場所でのみ増殖し、その周囲の組織を圧迫しながらその範囲を拡げていきます。周囲の組織を押し拡げるような増殖方法を<u>圧排性</u>（または<u>膨張性</u>）増殖といいます。

　周囲の正常な組織との境界がはっきりとしているために切除しやすく、完治できる割合が高いのが良性腫瘍の特徴です。放っておいても生命への危険度は低いですが、腫瘍が大きくなると周囲の組織を圧迫し、その**機能を著しく障害する**こともあります。

②悪性腫瘍

　がん＝悪性腫瘍は**病変を取り除いても他の臓器に転移して増殖し、悪影響を与えている場合**があります。また良性腫瘍に比べて増殖の**進行速度も速く、生体への影響も深刻**です。また悪性腫瘍の細胞は良性腫瘍に比べて<u>異型性</u>（核の形や大きさが不揃いであったり、正常とは大きく異なる状態）**が高い**という特徴があります。異型性は**どれだけ悪性かを知る基準**ともなります。

　悪性腫瘍は、圧排性増殖に加え、発生した場所から正常細胞の間をすり抜けるように離れた場所にも飛び散り、増殖を続ける<u>浸潤性増殖</u>によっても拡がっていきます。浸潤性増殖では、がん細胞が周囲の組織を破壊しながらその組織に入り込んで浸みこむように増殖するため、**周囲の正常な組織との境界も不明瞭となって、手術による切除が困難になる**場合もあります。

[良性腫瘍の特徴]	[悪性腫瘍の特徴]
・完治して良好な予後をたどることが多い。	・切除をしても完治しないこともある。
・悪性腫瘍に比べて進行速度は比較的遅い。	・良性腫瘍に比べて進行速度が速い。
・発生部位とは別の器官への転移はしない。	・発生した器官から別の器官へ転移する。
・圧排性増殖のみを示す。	・圧排性増殖のほか、浸潤性増殖を示す。
・腫瘍をなす細胞の異型性が低い。	・腫瘍をなす細胞の異型性が高い。

❖ 圧排性増殖と浸潤性増殖

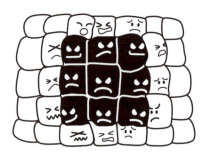

圧排性（膨張性）増殖

腫瘍細胞が周囲の正常な細胞を押しのけるようにその場で膨張する増殖方法が圧排性増殖です。良性腫瘍、悪性腫瘍ともにみられます。

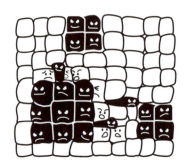

浸潤性増殖

腫瘍細胞が周囲の細胞の間をすり抜け、離れた場所に入り込んで増殖します。組織中に浸みわたるように増えていく、悪性腫瘍にのみみられる増殖方法です。

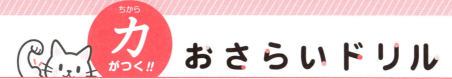

おさらいドリル

1 つぎの文章を読み、正しいものには○、誤っているものには×を書きましょう。

（1）人種は腫瘍を引き起こす内因性の要因となりうる。　［　　　］

（2）たばこはがんのリスクとなる。　［　　　］

（3）転移するのが良性腫瘍の特徴である。　［　　　］

（4）悪性腫瘍は良性腫瘍に比べて進行が速い。　［　　　］

（5）悪性腫瘍は周囲の組織との境界が明瞭である場合が多い。　［　　　］

2 空欄にあてはまる語句を書きましょう。

（1）悪性腫瘍のことを一般的に _____ という。

（2）子宮頸がんの原因となるウイルスは _____ ウイルスである。

（3）上皮性の悪性腫瘍を _____ とよぶ。

（4）非上皮性の悪性腫瘍は _____ とよばれる。

（5）悪性腫瘍の細胞は良性腫瘍に比べ異型性が _____ 。

3 つぎの設問に答えましょう。

（1）圧排性増殖とはどのような増殖方法をいうか。

（2）浸潤性増殖とはどのような増殖方法をいうか。

※答えは P.62 からの解答を参照

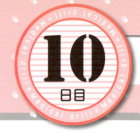

腫瘍② 悪性腫瘍の転移と鑑別

> **学習のポイント**
>
> **転移は悪性腫瘍のもつ最大の特徴**といえます。転移することにより全身へ拡がり、あらゆる器官において病巣を形成することもあるため、生体への影響も深刻なものとなります。この章では転移方法と悪性腫瘍の鑑別について整理していきます。

❶ 悪性腫瘍の転移

良性腫瘍と悪性腫瘍との違いのひとつに**転移の有無**があります。**良性腫瘍は転移することはありません**が、悪性腫瘍は転移し、発生部位から離れた器官にも飛び火し、同じように増殖して、悪性腫瘍を形成します。最初に悪性腫瘍が発生した部分を**原発巣**、転移によって新たに形成された悪性腫瘍を**転移巣**といいます。悪性腫瘍の転移方法は、**血行性転移**、**リンパ行性転移**、**播種性転移**の3つのパターンに分けられます。

①血行性転移

腫瘍細胞が全身を循環する**血液**の流れに乗ることで各器官へ運ばれ転移することをいいます。血行性転移は、腫瘍細胞が血管を浸潤して血管内に侵入することで起こります。**脳や肺、肝臓など、流入する血液の多い器官**では、他の器官から運ばれる腫瘍細胞が血行性転移による転移巣をつくりやすくなります。

②リンパ行性転移

腫瘍細胞がリンパ管を流れる**リンパ**に乗り転移するのがリンパ行性転移です。まず多くのリンパ球が集まる**リンパ節**において転移巣をつくり、さらにリンパ管を経由して**静脈血**に合流し、いろいろな場所で増殖して転移巣を形成します。リンパ行性転移のうち、**胃がんが胃の周辺のリンパ節を経由し、左鎖骨上窩リンパ節へ転移することを**ウィルヒョウ転移**といいます。

③播種性転移

その名の通り、腫瘍細胞が発生した器官の臓壁を破り、まるで体腔に種を播くようにばらまかれて起こる**転移が播種性転移です。播種性転移は**胃**や**卵巣**でのがんによくみられる転移です。胃などの腹腔の臓器から播種性転移を起こし、ダグラス窩に腫瘍が生じた場合を**シュニッツラー転移**といい、**転移巣は直腸診で確認することができます**。また胃がんが卵巣へと転移し発生した卵巣がんを**クルッケンベルグ腫瘍**といいます。

➡**転移**
がん細胞が最初に発生した場所から、血液やリンパの流れによって別の器官へ移動し、新たな病巣を形成することをいいます。また手術や薬物治療によって一度は排除できたようにみえたがん細胞が再び増殖することを再発といいます。

➡**リンパ管**
血管と同じように全身にはりめぐらされた管で、間質液の一部を回収し、静脈へ戻すはたらきをもちます。リンパ管を流れ体液をリンパといい、主成分は免疫反応に関与するリンパ球です。

➡**リンパ節**
リンパ管の随所に存在する小器官で、多くのリンパ球が存在します。体内に侵入した病原微生物を食い止める関所の役割をもつのがリンパ節です。

➡**ダグラス窩**
直腸子宮窩ともよばれる腹膜腔(腹部の臓器を覆う膜によりつくられる空間)の最深部をいいます。女性の子宮と直腸によってつくられる空間です。子宮のない男性では、同じ部位を膀胱直腸窩とよびます。

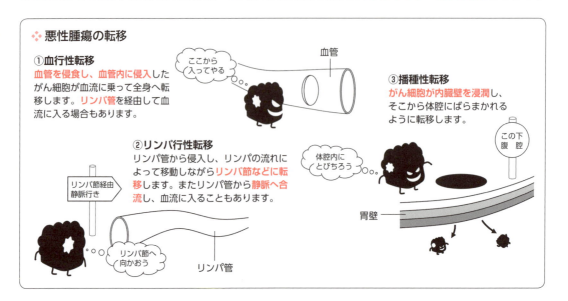

◆ **悪性腫瘍の転移**

①血行性転移
血管を侵食し、血管内に侵入したがん細胞が血流に乗って全身へ転移します。**リンパ管**を経由して血流に入る場合もあります。

②リンパ行性転移
リンパ管から侵入し、リンパの流れによって移動しながら**リンパ節などに転移**します。またリンパ管から**静脈へ合流**し、血流に入ることもあります。

③播種性転移
がん細胞が内臓壁を浸潤し、そこから体腔にばらまかれるように転移します。

❷ 悪性腫瘍の鑑別

①異型性

悪性腫瘍では、腫瘍細胞の**核の形や大きさが不揃い**であるなど、正常な細胞と比較して構造的にも大きな違いがみられます。良性腫瘍と悪性腫瘍を鑑別したり、がんの悪性度を判断するために重要な要素のひとつが異型性です。異型性は、**腫瘍をなす細胞が、正常な細胞や組織からどれだけ逸脱しているかを示す指標**であり、発生した部位の本来の組織をなす細胞との相違性を表します。一般的に**異型性が高い腫瘍は悪性度が高く、異型性が低い腫瘍は悪性度が低く**なります。

②分化度

細胞は1個の受精卵に由来し、細胞分裂を繰り返して増殖します。細胞が分裂・増殖しながら、さまざまな機能や形態をもつ細胞に成熟することを細胞の分化といい、分化の初期の段階を低分化、細胞が十分に成熟した段階を高分化とよびます。がん細胞も元は正常な細胞から生まれますが、**どの段階まで分化した状態の細胞から発生したかを示す指標が**分化度です。正常な細胞に近いほど**十分に成熟した状態から腫瘍化する場合を**高分化の腫瘍、まだ分化の初期の段階で、**正常な細胞とは程遠い状態から発生する場合を**低分化の腫瘍として表します。

つまり低分化であるほど、成熟過程の細胞から発生していることになり、**元の細胞とかけ離れる上、増殖の速度も速く、悪性度が高い**といえます。また、まったく成熟していない未熟な段階で腫瘍化した場合、どの細胞からどのように発生したのかの見極めが困難であり、これを未分化とよびます。未分化型のがんは、新生児の成長が速いのと同じように、**急激に増殖する上に異型性も極めて高く、悪性度が非常に強い傾向**があります。

➡**悪性度**

がんが身体にとってどれだけ悪い影響を及ぼすかを表す指標が悪性度です。細胞の異型性や分化度、増殖や転移の早さや予後、生存率などによって判断されます。

❖ 異型性と分化度

低 ←――― 悪性度（身体への悪影響） ―――→ 高

[正常な細胞]

[異型性・低]
由来する細胞との類似性が高い場合、すなわち異型性が低い場合は**悪性度は低い**といえます。

[異型性・中]

[異型性・高]
由来する細胞との構造的・形態的な違いが大きいほど異型性が高いといえ、**悪性度が高く**なります。

遅咲きのちょいワルくらいか

[高分化]
細胞が十分に成熟し、由来する細胞の性質を多く受け継いだ段階で発生するため、**悪性度は低い**といえます。

グレたぜ
[中分化]
やりたい放題だ！

未熟な状態で悪くなると手に負えない！

[低分化・未分化]
まだまだ未熟な段階で腫瘍化したため、正常な細胞との性質がかけ離れており、**悪性度が高く**なります。

Column　未分化のがん

1個の受精卵から始まる体細胞は、分裂を繰り返しながら成熟します。その際、必要な機能のみを残し、それぞれの使命を果たす、異なる細胞へと成長していくのです。この**成熟の初期段階で発生するがんが**未分化がんです。未成熟すぎるため、どの細胞を由来とするのかが判別できず、悪性度も極めて高くなります。子どもと一緒で、小さなうちにしつけないと、大きくなってから手に負えなくなってしまうのでしょうか…。

➡ ステージ
がんの進行状態を示すのが病期＝ステージで、0～4（Ⅳ）で示されます。ステージⅣが最も進行した状態です。

➡ 末期がん
治療による回復の見込みがないがんを末期がんとよびます。

➡ 予後
病気や怪我の治療を行なった後にどの程度の回復できるかの見通しを予後といいます。病気の種類により、日常生活への影響度を表したり、生存率と同じような意味で用いられたりと、幅広く使われます。

➡ TNM
Tは腫瘍：tumorの頭文字、Nはリンパ節：nodeの頭文字、Mは転移：metastasisの頭文字を示しています。

➡ 遠隔転移
原発巣とはなれた器官に転移してがんが発生することを遠隔転移といいます。原発巣と同じ臓器や周辺の組織に発生する場合は局所転移や局所再発といいます。

3 悪性腫瘍の進行度

腫瘍の進行度は病期（ステージ）として表されます。また病巣の経過状況によって早期がんや進行がん、末期がんなどとよばれることもあります。進行度は画像や血液などの検査データ、あるいは実際に腫瘍組織を切除して得られた結果をもとに判断されます。臨床データに基づいて示される病期を臨床病期、切除した組織に基づいて示される病期を病理病期といいます。**臨床病期はおもに治療方針を決定するのに用いられ、病理病期は継続的な治療や予後を決定するのに用いられます。**

[TNM分類]

国際的に用いられるがんの進行度を表す評価基準がTNM分類です。TNM分類では、**腫瘍がどのくらいの大きさになっているか、周囲のリンパ節にどれほど転移しているか、そして遠隔臓器への転移はあるか、**という3つの項目で評価します。

[組織の侵襲度による分類]

胃がんや大腸がんなどでは、**がん細胞が組織をどれだけ侵襲しているかによって**早期がん、進行がんの区別を行ないます。胃壁や腸壁は、粘膜層、固有筋層、漿膜層に大きく分けられますが、がん細胞が粘膜層（の最下層である粘膜下層）までに留まっているものを早期がん、それ以上の層に浸潤した場合を進行がんとよびます。

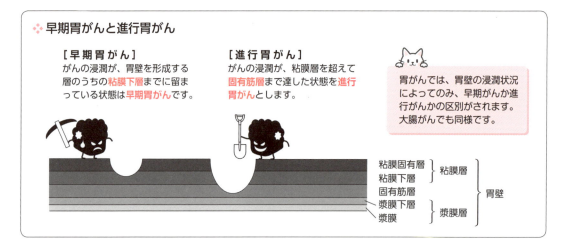

❖ 早期胃がんと進行胃がん

[早期胃がん] がんの浸潤が、胃壁を形成する層のうちの粘膜下層までに留まっている状態は早期胃がんです。

[進行胃がん] がんの浸潤が、粘膜層を超えて固有筋層まで達した状態を進行胃がんとします。

胃がんでは、胃壁の浸潤状況によってのみ、早期がんか進行がんかの区別がされます。大腸がんでも同様です。

4 腫瘍マーカー

がん細胞は正常とは異なる細胞であり、**通常ではみられない物質をつくり出すことがあります。**がん細胞の発生により生み出されたり、異常なほど増加する物質を腫瘍マーカーとよびます。血液や尿に含まれる腫瘍マーカーを検査することで**がんの発生、状態を知る手掛かり**とします。

❖ おもな腫瘍マーカーと対象疾患

腫瘍マーカー	おもな疾患
α-フェトプロテイン（AFP）	肝細胞がん、卵黄嚢腫瘍
CA19-9	胃がん、大腸がん、膵臓がんなど消化器系のがん、肺がんなど
がん胎児性抗原（CEA）	胃がん、大腸がん、膵臓がんなど消化器系のがん、肺がん、子宮がん、卵巣がんなど
尿中BEP	膀胱がん
ヒト絨毛性ゴナドトロピン（hCG）	絨毛がん（胎盤にある絨毛細胞ががん化し、発生する悪性腫瘍）
前立腺特異抗原（PSA）	前立腺がん

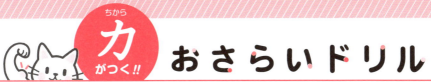

おさらいドリル

1 つぎの文章を読み、正しいものには○、誤っているものには×を書きましょう。

（1）肺や肝臓にはがんが転移しにくい。　　　　　　　　　　　　[　　　]

（2）ウィルヒョウ転移はリンパ行性転移である。　　　　　　　　[　　　]

（3）一般的に腫瘍細胞の分化度が高いほど悪性度が高い。　　　　[　　　]

（4）がんの病期鑑別で重視されるのは病理病期だけである。　　　[　　　]

（5）胃がんではがん細胞の浸潤が固有筋層に達すると進行がんとされる。[　　　]

2 空欄にあてはまる語句を書きましょう。

（1）最初に悪性腫瘍が発生した部分を ＿＿＿＿＿＿＿＿ という。

（2）血流によりがんが転移することを ＿＿＿＿＿＿＿＿ 転移という。

（3）胃から卵巣へと転移したがんを ＿＿＿＿＿＿＿＿ 腫瘍とよぶ。

（4）胃がんがダグラス窩に転移巣をつくることを ＿＿＿＿＿＿＿＿ 転移という。

（5）がん細胞によって産生され、がんの診断材料となる物質を ＿＿＿＿＿＿＿＿ という。

3 つぎの設問に答えましょう。

（1）播種性転移とはどのような転移方法をいうか。

（2）TNM分類における3つの評価項目をすべて書きなさい。

11日目 炎症① 炎症の原因と経過

> **学習の ポイント**
> **炎症とは有害な刺激に対する身体の正常な防御反応の現れ**でもあります。しかし、有害な刺激とたたかい、排除するためにはその代償を伴います。この章では炎症の原因と経過、そして急性炎症と慢性炎症の違いについて学習します。

1 炎症とは？

やけどをしたとき、その場所は赤く腫れ、痛みが生じます。また打撲などにより皮膚が腫れ、熱をもつこともあります。これらはすべてその部位に炎症が起きていることを意味します。では炎症とはどのような反応をいうのでしょうか。

生体には、**有害な刺激や異物に対して、それらを非自己、すなわち外敵であると判断し、排除して身体を防御しようとはたらく免疫機構**が備わっています。免疫機構がはたらいたとき、**その結果として現れる変化が炎症**です。炎症は、免疫機構の中心となる白血球の正常なはたらきによって生じるものであり、炎症という反応によって異物を排除することができます。しかし場合によっては**炎症が生体に悪影響を及ぼす**こともあります。非自己と白血球が戦ったときに、その代償として受けるダメージが炎症として現れると考えればよいでしょう。

炎症が起きるとさまざまな症状が現れますが、そのうち、**発赤**、**腫脹**、**発熱**、**疼痛**を炎症の4徴候、さらに**機能障害**を加えて炎症の5徴候といいます。

➡ **免疫機構**
さまざまな刺激や異物を非自己と認識して排除するしくみを免疫といいます。広義の免疫は皮膚のバリアー機能や細胞が分泌する化学物質による防御機能も含みますが、狭義の免疫は白血球による防御機構を意味します。

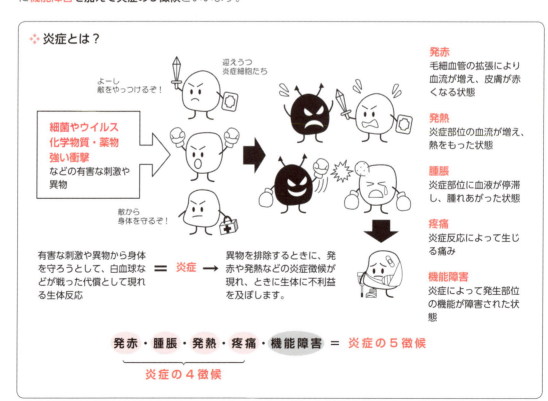

❖ 炎症とは？

発赤・腫脹・発熱・疼痛・**機能障害** = 炎症の5徴候
発赤・腫脹・発熱・疼痛 = 炎症の4徴候

2 炎症の原因

炎症を引き起こす原因には、大きく外因性のものと内因性のものがあります。

①炎症の外因

外因性の原因としては、大きく**生物学的因子**、**化学的因子**、**物理的因子**があります。生物学的因子とは、外部から侵入するウイルスや細菌などの病原微生物をいいます。病原微生物を排除しようとして炎症反応が起こります。化学的因子には、強酸や強アルカリなどの化学物質や薬物、毒素などがあります。そして物理的因子には、温熱性刺激や放射線、圧力などがあります。

②炎症の内因

生体自身に生まれつき存在する炎症を引き起こしやすい原因が内因です。内因性の原因としては、代謝異常により体内で産生される物質や免疫機構の異常などがあります。また遺伝や体質のほか、**加齢や栄養状態、健康状態などによっても炎症反応に影響**が現れます。

❖ 炎症の原因

外因	生物学的因子	ウイルスや細菌、真菌（かびなど）、原虫、寄生虫など
	化学的因子	強酸・強アルカリ、薬物・毒物、食品、貴金属、ゴム製品など特定の物質
	物理的因子	強い衝撃による外傷、圧力、温熱刺激、放射線や紫外線
内因		代謝の異常により体内で産生される物質
		体質や加齢、健康状態など生理的な原因
		先天的な免疫異常

3 炎症の経過

炎症の経過についてみてみましょう。炎症はつぎのような経過をたどります。

①組織の傷害

組織がさまざまな要因により傷害を受けると、傷害を受けた組織の細胞から、**ヒスタミン**などの**細胞同士の情報伝達を担う物質**（**化学伝達物質**）が産生されます（詳しくは12日目：炎症のメカニズム参照）。

②炎症細胞の浸潤

化学伝達物質のはたらきにより、傷害を受けた組織の血管が拡張され、血流の停滞が起こります。また毛細血管の内壁を構成する**血管内皮細胞**が収縮して細胞間のすき間を拡げるため、**血管の透過性**が高まり、**炎症細胞**とよばれる白血球が血管から**移動して炎症部位に集まります**。これを**炎症細胞の浸潤**といいます。このときに炎症を示す徴候として発熱や発赤などがみられるのです。炎症部位に集まった炎症細胞は、有害な刺激を排除するようにはたらきます。

③組織の修復

炎症の原因となる刺激や異物が排除されると、壊れた組織の修復が行われます。損傷した組織を補うように**肉芽組織**が形成されることで治癒します。

➡ヒスタミン
肥満細胞（マスト細胞）などに存在し、細胞から細胞へ情報を伝達する物質のひとつがヒスタミンです。免疫や炎症に関わる白血球からの情報を受けると放出され、発生した組織において血管透過性の亢進や血管拡張、腺分泌の亢進などを引き起こします。

➡血管内皮細胞
毛細血管の内壁にある細胞で、血管の透過性に関与し、血管内の成分や白血球が血管外へ出るのをコントロールしています。

❖ 炎症細胞の浸潤

4 急性炎症と慢性炎症

炎症は、その経過によって**急性炎症**と**慢性炎症**に分けることができます。**急性炎症と慢性炎症では主役となる炎症細胞が異なります**。整理しておきましょう。

①急性炎症

炎症のうち、**突発的に発生するものを急性炎症**といいます。急性炎症は急激に起こりますが、多くの場合は**短時間でおさまり、治癒します**。しかしときとして、**重症化して死に至る場合**や、何度も炎症を繰り返すことにより**慢性化する場合**があります。急性炎症は、おもに**好中球**という炎症細胞の反応により引き起こされます。炎症が起こると、その原因を取り除こうとして多くの好中球が炎症部位に集まり、**貪食**とよばれる処理を行ないます。

②慢性炎症

有害な刺激が繰り返されたり、刺激を排除する機能が低下している場合、あるいは内因性の炎症要因をもつ場合などでは、炎症が長く続き、慢性化することがあります。これを**慢性炎症**といいます。慢性炎症は、**初めから慢性炎症として緩やかに進行し持続する場合**と、**急性炎症から慢性化する場合**があります。慢性炎症が起こると、**数週間から数ヶ月、長ければ数年もの長期間にわたり炎症が続く**ことがあります。慢性炎症では、白血球のうち、マクロファージや**リンパ球**、**形質細胞**（リンパ球のうち、**Bリンパ球**が活性化したもので、**抗体**を産生します）という炎症細胞がおもに反応を示します。またアレルギー性の疾患や寄生虫の感染などでは白血球の**好酸球**がよくみられます。

➡貪食
マクロファージや好中球などの白血球が、病原微生物や死んだ細胞などの異物を食べるように自身の中に取り込み、分解して処理するはたらきのこと。

➡抗体
免疫グロブリンともよばれるタンパク質で、病原微生物を弱体化させたり、白血球による攻撃を行いやすくするはたらきをもちます。

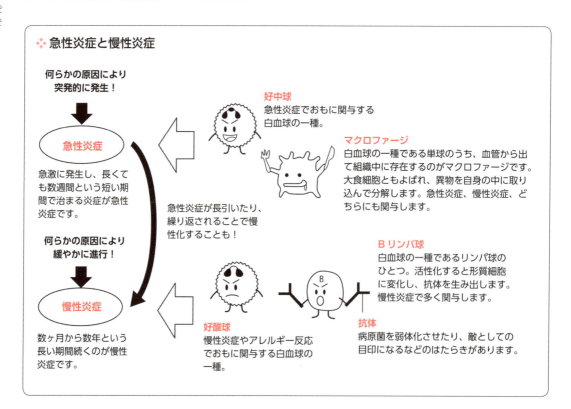

❖ 急性炎症と慢性炎症

Column

熱く燃える!? 炎症

炎症には、「炎」という文字が使われています。炎症という言葉は、古代ギリシャの医学で用いられてきたとされます。患部が赤く腫れ、発熱し、まるで燃え上がっているようになっていることから炎を連想したのでしょう。

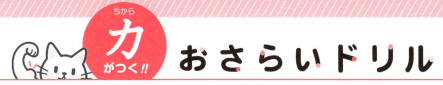

おさらいドリル

1 つぎの文章を読み、正しいものには○、誤っているものには×を書きましょう。

（1）炎症が起きた部位は熱を発する。　［　　　］

（2）ウイルスや細菌は炎症の内因である。　［　　　］

（3）放射線は炎症を起こす物理的因子となる。　［　　　］

（4）炎症細胞とは赤血球のことである。　［　　　］

（5）急性炎症は慢性化することはない。　［　　　］

2 空欄にあてはまる語句を書きましょう。

（1）炎症の4徴候のうち、炎症部位が赤くなることを _____ という。

（2）炎症の4徴候のうち、炎症部位が腫れることを _____ という。

（3）炎症の4徴候に _____ を加えて炎症の5徴候という。

（4）血管 _____ 細胞が収縮することで血管の透過性が高まる。

（5）急性炎症でおもに反応を示す炎症細胞は _____ である。

3 つぎの設問に答えましょう。

（1）炎症とはどのような反応をいうか。簡潔に説明しなさい。

（2）炎症細胞の浸潤とは何か。簡潔に説明しなさい。

炎症② 炎症のメカニズム

> **学習のポイント**　炎症反応に関与する白血球などの細胞を炎症細胞とよびます。炎症細胞のはたらきによって引き起こされる炎症反応のメカニズムを理解しましょう。また炎症が治まったあとの治癒過程についてもしっかりと学習しておきましょう。

1 炎症細胞

　炎症はウイルスや化学物質など、生体の内外に存在する異物や刺激に対する反応ですが、それは**おもに白血球によって行われます**。白血球のうち、細胞の中に小さなつぶ状の構造を多くもつものを**顆粒球**といいます。顆粒球には、**好中球、好酸球、好塩基球**があります。一方、顆粒をもたない白血球を**無顆粒球**といい、**単球**と、Bリンパ球、Tリンパ球などの**リンパ球**があります。これらの**炎症反応に関与する白血球などの細胞を炎症細胞**とよびます。

❖ 白血球の分類

白血球	顆粒球　細胞中に小さなつぶ状（顆粒）の構造が多くみられる白血球	好中球	強い食作用（病原菌などの異物を自身に取り込み、分解する能力）をもつ白血球で、顆粒球の9割、白血球の6割ほどを占めます。**急性炎症でおもに反応**するのが好中球です。
		好酸球	寄生虫などへの攻撃のほか、**慢性炎症**（白血球が異物を攻撃する時に起こる発熱などの症状が長期間続く状態）や**アレルギー反応**にも関与します。
		好塩基球	白血球のうち1％にも満たないですが、**炎症反応やアレルギー反応に関与**します。
	無顆粒球　細胞中に顆粒をもたない白血球	単球	もっとも大きな白血球で、強い**食作用**をもちます。マクロファージや破骨細胞は単球の一種です。
		リンパ球	免疫反応に大きく関わる白血球で、抗体を産生する**Bリンパ球**や、病原菌などの異物を攻撃したり、ほかの白血球へ攻撃の指令を行う**Tリンパ球**などがあります。

2 ケミカルメディエーター

　体内には細胞から細胞へと情報を伝えるはたらきをもつ物質が数多く存在します。そのうち、神経細胞同士の情報伝達を担う**神経伝達物質**と、内分泌細胞から産生され血液により運ばれて他の器官のはたらきを調節する作用をもつ**ホルモン**以外の物質を**オータコイド**といいます。
　オータコイドのうち、ある細胞から遊離し、**炎症反応や免疫反応を他の細胞へと伝達する化学伝達物質**を**ケミカルメディエーター**とよび、**ヒスタミン**や**セロトニン**、**キニン**などがあります。これらは、**好塩基球**や**肥満細胞（マスト細胞）**などから遊離し、**血管の透過性を亢進**させて白血球の移動を可能にしたり、**炎症部位の血管を拡張させて血流を増やし**白血球が集まりやすくするなどの作用を発揮します。
　ケミカルメディエーターの作用によって好中球などの白血球が血管から損傷部位へ移動して異物を攻撃したり損傷部位を修復することができますが、同時に血管拡張などの作用により、発赤や腫脹、疼痛といった**炎症反応を引き起こしたり、過剰な産生によってアレルギー反応の原因になる**こともあります。

➡肥満細胞
赤血球や血小板、顆粒球、単球は、骨髄中において造血幹細胞に由来する前駆細胞から細かく分化して成熟しますが、前駆細胞の段階で組織中に出て成熟したものが肥満細胞（マスト細胞）です。内部にヒスタミンをもち、炎症反応やアレルギー反応に関与します。

③ サイトカイン

ケミカルメディエーターと同じように**炎症反応や免疫反応に関わる細胞同士の情報伝達を担うタンパク質**が**サイトカイン**です。炎症細胞が炎症反応を起こすためには、炎症部位を認識してたどり着き、その場で留まる必要があります。また異物を攻撃するために炎症細胞を活性化する必要もあります。そのときに必要な物質がサイトカインです。**サイトカインは炎症細胞を活性化させたり、炎症部位に集まることができるように誘導するはたらき**を担います。

サイトカインは炎症部位に存在するマクロファージやリンパ球などから産生されます。おもなサイトカインとして、**インターフェロン**や**インターロイキン**、**ケモカイン**などがあります。

➡サイトカイン

サイトは細胞を意味し、カインは運動を意味する言葉です。その名の通り、細胞の運動をコントロールする物質であることからサイトカインとよばれます。

❖ ケミカルメディエーターとサイトカイン

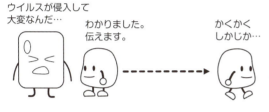

体内には**細胞間同士の情報伝達を担う**さまざまな物質が存在します。神経伝達物質やホルモンがその代表ですが、複数の役割を担う物質もあります。

- **神経伝達物質** ····· 神経細胞同士の情報伝達を担う物質。アセチルコリンなどがあります。
- **ホルモン** ········· 内分泌器官で産生され、他の器官の機能を調節する指令を伝えます。
- **オータコイド**
  - **ケミカルメディエーター** ····· 炎症反応に関与する細胞同士の情報の伝達を担います。
  - **サイトカイン** ··············· 炎症や免疫に関する情報を伝達する**タンパク質**です。

④ 滲出と濾出

炎症が起きるとその部位の血管（特に毛細血管）が拡張し緩んだ状態となり、血流が増加します。そして毛細血管の内皮細胞の収縮により血管の透過性が亢進し、血漿やタンパク質、白血球などが過剰に滲み出していきます。これが浮腫の原因となります。この現象が**滲出**で、滲みだした液体を滲出液といいます。一方、循環障害など、**炎症以外の原因で血漿などが血管から漏れ出る現象を濾出**といい、漏れ出た液体を濾出液といいます。炎症によって血管の透過性が亢進することで漏れ出る**滲出液は、濾出液に比べてタンパク質やフィブリンの量が多い**などの特徴があります。

例えば肺炎が起こると肺の中に水が貯まります。これは、肺で炎症が起こることで肺内の血管の透過性が亢進し、肺胞内が滲出液で満たされてしまうことで起こるのです。

➡フィブリン

血漿中に存在するフィブリノゲンというタンパク質が変化したものがフィブリンです。線維素ともよばれ、網状の膜を形成して血栓を覆い、止血機構に関与します。

❖ 滲出と濾出

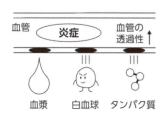

[滲出] 炎症によって血管の透過性が亢進し、血液成分が血管から浸みだすこと。**タンパク質**や**フィブリン**が多いのが特徴です。

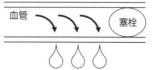

[濾出] 循環障害などで血流が停滞することなどによって血管から血液成分が浸みだすこと。**炎症以外**の原因で起こります。

5 炎症組織の修復

炎症細胞と有害刺激が戦った後には、炎症によるダメージを受けた細胞・組織を修復させようとするはたらきが起こります。

修復の過程では、まず貪食能（食べるように飲み込み分解する能力）をもつ好中球やマクロファージが、異物と戦って死んだ細胞や病原微生物などを分解し、処理します。これを食作用といいます。この食作用と同時に、病変部周辺の細胞が肉芽組織という毛細血管や線維芽細胞をもつ新しい結合組織を形成し、炎症によって壊死した病変部を補っていきます。

肉芽組織の形成が終わると、組織に含まれる毛細血管や線維芽細胞は消失し、膠原（コラーゲン）線維だけが残ります。これを瘢痕とよびますが、瘢痕は、周辺の組織を引っ張り、ひきつれを起こしたり（これを瘢痕拘縮といいます）、コラーゲンの過剰産生により盛り上がった状態（これを肥厚性瘢痕といいます）になるなど、周辺の組織とは異なる様相をみせることがあります。特に肥厚性瘢痕の状態が皮膚に生じた場合をケロイドとよびます。

損傷した組織の修復には、炎症細胞や線維芽細胞などのはたらきが不可欠です。そのため傷口を消毒したり、乾燥させてしまうと、これらの細胞のはたらきまで阻害してしまうことになり、傷の修復が遅れる原因となります。傷の修復に湿潤環境が重要なのはこのためです。

❖ 肉芽組織の形成

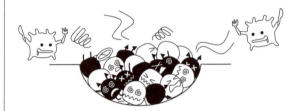

1 炎症によって壊死した病原微生物や炎症細胞の死骸をマクロファージが分解し、処理します。

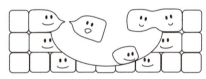

2 壊死した細胞の周囲の細胞が損傷した組織を補おうと分裂・増殖し、修復を行ないます。

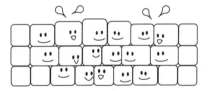

3 新たな細胞により、豊富な毛細血管と線維芽細胞をもつ新鮮な結合組織である肉芽組織がつくられます。

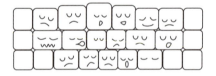

4 肉芽組織にある毛細血管や線維芽細胞は消失し、膠原線維だけ残ったものが瘢痕です。

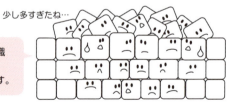

少し多すぎるね…

形成される肉芽組織の量が多すぎて、周囲に比べて組織が盛り上がった状態が肥厚性瘢痕とよばれます。
肥厚性瘢痕が皮膚の表面にみられる状態がケロイドです。

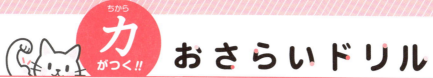

力がつく!! おさらいドリル

1 つぎの文章を読み、正しいものには○、誤っているものには×を書きましょう。

（1）好中球、好酸球、好塩基球は無顆粒球である。　　　　　　　　［　　　］

（2）マクロファージは単球の一種である。　　　　　　　　　　　　［　　　］

（3）炎症により血管から体液が漏れ出ることを滲出という。　　　　［　　　］

（4）濾出液は滲出液に比べ、タンパク質やフィブリンの含有量が少ない。［　　　］

（5）瘢痕には豊富な毛細血管がある。　　　　　　　　　　　　　　［　　　］

2 空欄にあてはまる語句を書きましょう。

（1）神経伝達物質とホルモン以外で細胞間の情報伝達を行なう物質を ＿＿＿＿＿＿＿＿ という。

（2）インターフェロンは ＿＿＿＿＿＿＿＿ とよばれるタンパク質である。

（3）病変部に形成される新鮮な結合組織を ＿＿＿＿＿＿＿＿ 組織とよぶ。

（4）瘢痕により周囲の皮膚がひきつれを起こした状態を瘢痕 ＿＿＿＿＿＿＿＿ という。

（5）肥厚性瘢痕が皮膚に生じた状態を ＿＿＿＿＿＿＿＿ という。

3 つぎの設問に答えましょう。

（1）ケミカルメディエーターとはどのような物質をいうか。

（2）食作用とは何か。簡潔に説明しなさい。

※答えはP.63からの解答を参照

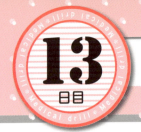

13日目 免疫の異常

学習のポイント
ウイルスなどの病原体や異物から生体を防御するしくみである**免疫機構が発動したときに現れる反応が炎症**です。しかし、この免疫機構自体に異常が起きている場合があります。この章では炎症に関連し、免疫機構の異常について学習します。

❶ 免疫とは？

➡**非自己**
免疫とは病原微生物などの侵入を防ぎ、病気（疫）から免れるシステムですが、生体の一部となった移植された臓器や血液などにも免疫反応を示すことから、生体が自己と非自己を認識し、非自己を排除しようとするシステムが免疫であると定義されます。

　生体の外部環境には、ウイルスや細菌などの病原体や、生体にとって有害な物質が数多く存在します。それらが体内に侵入すると病気を引き起こすことがあります。そのため人体には、病気の原因となる**異物の侵入を防いだり、侵入した異物を排除する免疫**という機構が備わっています。そのほか、生体の内部にも異物と認識される物質などがあり、それらが免疫機構を発動させてしまうこともあります。
　つまり、**外部から侵入する病原体などの異物、体内に存在する物質や細胞などを外敵＝非自己として認識**したときに、それらを排除して自己を守ろうとするシステムが**免疫**なのです。
　しかし、この免疫機構が先天的、あるいは後天的な原因によって正常に機能せずに、身体にさまざまな不利益を及ぼすことがあります。これを**免疫の異常**といいます。

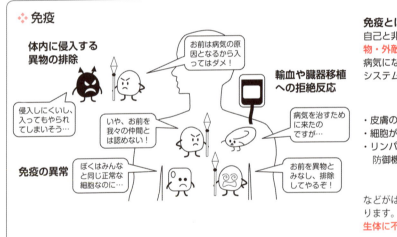

➡**拒絶反応**
臓器移植や輸血を行った際に、それらを非自己として認識し、現れる免疫反応のことを拒絶反応といいます。

➡**血液製剤**
医薬品として血液から製造されるのが血液製剤です。遠心分離により分けられた赤血球製剤、血小板製剤、血漿製剤や、分離していない全血製剤（今はあまり用いられません）などがあります。

❷ 移植と拒絶反応

　臓器移植や輸血を行なったときに、**拒絶反応**を起こすことがあります。これも免疫機構の正常なはたらきといえます。他人の臓器や血液を取り入れたときに、それらを**移植先に存在するリンパ球などが非自己として認識し、排除しようとする**ために拒絶反応が起こるのです。これを**宿主対移植片反応**といいます。
　また反対に、**移植する臓器や血液に含まれるリンパ球が移植先の身体を非自己であるとみなして排除しよう**とすることもあります。これを**移植片対宿主反応**といいます。輸血を行う際には、移植片対宿主反応を予防するために、あらかじめ輸血用の血液製剤に**放射線**を照射し、**リンパ球の機能を低下させる**処置が行われます。

➡**移植片と宿主**
移植された組織を移植片、移植を受けたヒトを宿主といいます。

③ 免疫不全

免疫反応ではリンパ球などの白血球が機能しますが、**白血球の機能不全によって免疫機構が十分に発揮されない状態を免疫不全**といいます。免疫不全の状態では当然、病気を引き起こしやすくなります。免疫不全の原因としては、生まれつきの遺伝子異常として起こる先天性のものと、ウイルスによる感染や、がんなどの別の疾患、あるいは医薬品の副作用として現れる後天性のものがあります。後天性の原因によって引き起こされる免疫不全の代表が**エイズ**（AIDS：後天性免疫不全症候群）です。エイズは、**ヒト免疫不全ウイルス（HIV）の感染により、免疫反応の主役であるTリンパ球が破壊されて減少し、免疫機構が正常に機能しなくなってさまざまな感染症を発症した状態**をいいます。

→**エイズ**
HIVの感染により免疫力が著しく低下し、病気にかかりやすくなる病態がエイズです。指標となる疾患のいずれかに罹患するとエイズが発症したと判断されます。

④ アレルギー

身体を守るべき**免疫機構が過剰にはたらくことにより、かえって身体に重大な影響**を及ぼしてしまうことがあります。これが**アレルギー**で、過敏症ともよばれます。通常の免疫機構においても、炎症により細胞・組織への損傷は発生しますが、アレルギーではその反応がより強いものとなり、身体に与える損傷や不利益も大きなものとなるのです。

[抗原と抗体]

体内に侵入する異物や体内に存在する物質、細胞のうち、**身体にとって有害であると認識される非自己を抗原**といいます。抗原を認識すると、**Tリンパ球**により活性化された**Bリンパ球**が**形質細胞**となり、**抗体**とよばれるタンパク質を産生します。抗体は抗原と結合することで、**毒性を弱めたり**、マクロファージやNK細胞など強い攻撃力をもつ細胞による**攻撃を行いやすくする**という性質をもちます。抗体は**免疫グロブリン**（Ig）ともよばれ、IgG、IgM、IgA、IgE、IgDの5種類が確認されています。

→**抗原抗体反応**
Bリンパ球が産生した抗体が抗原と結合することを抗原抗体反応といいます。

→**マクロファージ**
白血球のうちの単球の一種で、血管から出て組織中に存在し、病原菌を捕食して分解したり、異物の処理を行います。強い食作用をもつため、大食細胞などとよばれます。

[アレルギーの分類]

アレルギーは以下のようにⅠ型～Ⅴ型の**5種類に分類**されます。それぞれ反応を示す細胞や抗体、現れる症状などが異なります。

→**NK細胞**
NK（ナチュラルキラー）細胞は、「生まれつきの殺し屋」とよばれるその名の通り、強い攻撃力をもつ免疫細胞で、自分自身で抗原を判断し、攻撃を行います。

❖ アレルギーの分類

分類	特徴	おもな疾患
Ⅰ型アレルギー	**即時型**や**アナフィラキシー型**ともよばれ、抗原と接触してから数分～数十分という短い時間ですぐに症状が出現するアレルギーです。	アトピー性皮膚炎、気管支喘息、アナフィラキシーショック、蕁麻疹　など
Ⅱ型アレルギー	**細胞傷害型アレルギー**ともよばれます。何らかの原因によって細胞の表面に抗原が現れ、それに反応した抗体と結合することでその細胞が免疫細胞により傷害を受けます。	自己免疫性溶血性貧血、不適合輸血、重症筋無力症　など
Ⅲ型アレルギー	抗原と抗体が結合した抗原抗体複合体がさらに補体（抗体や食細胞を補助するタンパク質）と結合して免疫複合体となり、細胞や組織に沈着して傷害します。**免疫複合体型**ともよばれます。	糸球体腎炎、全身性エリテマトーデス　など
Ⅳ型アレルギー	抗原との接触から48時間程度経過してから現れるアレルギーで、**遅延型アレルギー**ともよばれます。Tリンパ球が過剰な反応を示すことによるアレルギーです。	接触性皮膚炎、結核症、ツベルクリン反応　など
Ⅴ型アレルギー	Ⅱ型アレルギーと同様のしくみですが、細胞を傷害せずにその機能を亢進させることで起こるアレルギーで、Ⅴ型とされることがあります。**刺激型アレルギー**ともいいます。	バセドウ病　など

5 自己免疫疾患

　生体内にも抗原となりうる物質は存在します。しかし通常それらは**非自己として認識されず、不要な免疫反応を引き起こすことはありません**。このしくみを**免疫寛容**といいます。免疫寛容は、自己の細胞まで攻撃してしまう性質をもつリンパ球をあらかじめアポトーシスによって排除することなどによってもたらされています。この免疫寛容のしくみに異常が起こり、**自身のもつ抗原に対して免疫反応が起こり、生体に不利益が生じた状態**が**自己免疫疾患**です。

　代表的なものに、全身に影響が出る自己免疫疾患の総称である**膠原病**（全身の結合組織に現れる障害）や、特定の臓器に影響が現れる**橋本病**（甲状腺の機能低下）、**バセドウ病**（甲状腺の機能亢進）、**ギラン・バレー症候群**（筋を動かす運動神経の障害）、**シェーグレン症候群**（涙腺や唾液腺などの分泌障害）などがあります。

➡**甲状腺ホルモン**
甲状腺から分泌されるホルモンのうち、チロキシン(またはサイロキシン)とトリヨードチロニン(またはトリヨードサイロニン)の2つを甲状腺ホルモンといいます。身体の成長や基礎代謝に関与するホルモンです。

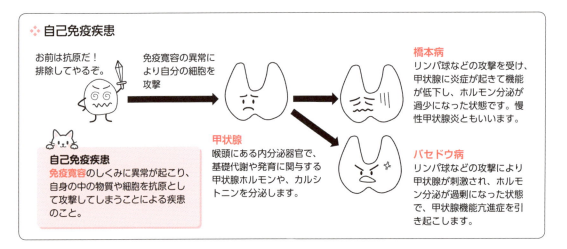

[代表的な自己免疫疾患]
[膠原病]
　全身の臓器に存在する結合組織（器官同士を結び付ける役割をもちます）の1つである**膠原線維に炎症が発生する病態の総称**を**膠原病**といいます。あらゆる場所に炎症がみられる**全身性エリテマトーデス**、皮膚が硬化していく**強皮症**、関節に炎症がみられる**関節リウマチ**などが膠原病に分類されます。

[橋本病]
　慢性甲状腺炎ともよばれる病態で、内分泌器官である甲状腺の細胞がリンパ球により攻撃され炎症が発生し、その機能が低下することで甲状腺ホルモンの分泌バランスが崩れます。**甲状腺の腫脹、倦怠感、むくみ、皮膚の乾燥**などがみられます。

[バセドウ病]
　橋本病と同じ甲状腺に発生する自己免疫疾患です。橋本病とは反対に、自己の抗体が甲状腺を刺激することで甲状腺ホルモンを過剰に分泌させてしまいます。①**甲状腺の腫脹**、②**動悸・頻脈**、③**眼球の突出**が特徴的な症状（**メルゼブルグ三徴**といいます）として現れます。

> **Column**
> **橋本病とバセドウ病**
> 　慢性甲状腺炎の別名は、橋本病です。これは、九州大学の**橋本策博士**の名前に由来します。1912年、橋本博士により、甲状腺が硬く腫れ上がる症例があることが報告され、**橋本病**とよばれるようになりました。同じ甲状腺の病気であるバセドウ病は、**バセドウ**というドイツ人医師に由来します。またバセドウ病は、アイルランド人のグレーブスによっても報告されたことから、英語圏では**グレーブス病**ともよばれます。

おさらいドリル

1 つぎの文章を読み、正しいものには○、誤っているものには×を書きましょう。

(1) 免疫不全はかならず先天的な理由により引き起こされる。　[　　]

(2) 臓器移植では免疫反応は起こらない。　[　　]

(3) Ⅰ型アレルギーは即時型のアレルギーである。　[　　]

(4) 気管支喘息はⅣ型アレルギーに分類される。　[　　]

(5) バセドウ病は慢性甲状腺炎ともよばれる甲状腺機能低下症である。　[　　]

2 空欄にあてはまる語句を書きましょう。

(1) 生体にとって有害とされ、免疫反応の対象となる異物を ＿＿＿＿＿＿＿ という。

(2) ヒト免疫不全ウイルス（HIV）の感染による疾患が ＿＿＿＿＿＿＿ である。

(3) 抗体は ＿＿＿＿＿＿＿ によって産生されるタンパク質である。

(4) アレルギーは ＿＿＿＿＿＿＿ 症ともよばれる。

(5) 自己に存在する抗原に免疫反応を起こさないしくみが ＿＿＿＿＿＿＿ である。

3 つぎの設問に答えましょう。

(1) 免疫と何か。簡潔に説明しなさい。

(2) 輸血用の血液製剤にあらかじめ放射線を照射するのはなぜか。

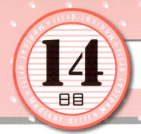

14日目 感染と病原微生物

> **学習のポイント**
> 生体の外部や内部には無数の微生物が存在します。微生物には、生体にとって有用であり、なくてはならないものも多くありますが、**ときに生体にとって不利益を及ぼす場合もあります**。この章では感染症の原因となる病原微生物（病原体）と感染について基本を学習します。

❶ 感染とは？

生体内に侵入したり、存在する異物は、炎症反応や免疫反応を引き起こす原因となります。そのうち、**病原微生物**によって引き起こされるのが**感染**です。生体の外部には数えきれないほどの微生物が存在しますが、それらが**体内に侵入しただけでは感染とはいえません**。感染とは、生体内に病原微生物が侵入して**細胞や組織に定着し、増殖すること**をいいます。

また、病原微生物による感染が起きたとき、症状が現れる場合とそうでない場合があります。現れた場合を**顕性感染**、現れない場合を**不顕性感染**といいます。つまり、**顕性感染＝感染症を発症した状態**であるということができます。

➡**感染症**
微生物の感染により引き起こされる疾患の総称をいいます。

❷ なぜ感染症を発症するの？

生体にはさまざまな防御機構が備わっており、免疫反応を起こすことによって病気になるのを防いでいます。それでも感染症になるのはなぜでしょうか。一つは**病原微生物の力が強力で、リンパ球などの免疫細胞のはたらきでは十分に防ぎきれない場合**です。免疫細胞と病原微生物の戦いによって炎症反応が起こり、それがいわゆる風邪などの症状として現れますが、病原微生物が強力であればあるほど症状は長引き、ときに重症化したり、死に至ることもあります。

感染症を発症する理由として考えられるもう一つの理由は、**身体の免疫力の低下**です。通常であれば感染症を発症しないような病原性の低い微生物でも、免疫力が低下していれば容易に感染症を発症することになります。また体内には数多くの細菌も常在していますが、免疫力が低下するとこれらの細菌が増殖して、生体にとって不利益な感染症を引き起こすこともあります。このように、**免疫力の低下によって生じる感染症**を特に**日和見感染症**とよびます。

❖ 感染症の発症（侵入、定着、増殖、毒素）

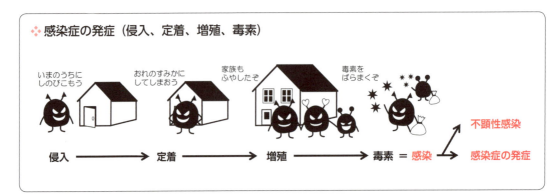

❸ 感染の経路

　病原微生物はさまざまな経路で生体に侵入して感染し、感染症を引き起こします。病原微生物はヒトや動物、昆虫の体内や、水、土壌など、あらゆる場所に存在していますが、その侵入経路もさまざまです。感染経路として、病原微生物を保有するヒトからヒトへの感染、動物や昆虫などを媒介とする感染、病原微生物が付着した食品を摂取することで起こる感染などがあります。

①水平感染

　ヒトからヒト、あるいは動物からヒトというような経路によって、横に拡がるように感染することを**水平感染**といいます。水平感染には、病原微生物の付着した食品を摂取することなどで**口から感染する経口感染**、性交渉などの**接触により起こる接触感染**、咳やくしゃみなどで飛び散った**飛沫に含まれる病原微生物を吸い込むことで感染する飛沫感染**、病原微生物を含んだ5μm以下という微細な粒子（飛沫核）が空気中を漂うことによってそれを吸い込んで感染する**空気感染（飛沫核感染）**、蚊などの**昆虫や動物により感染する媒介動物感染**などがあります。

➡**経気道感染**
飛沫感染と空気感染は、微生物が気道を経由して体内に侵入するため、経気道感染ともよばれます。

➡**μm**
マイクロメートルとよみ、1/1000mmを表します。1μmのさらに1000分の1は、1nm（ナノメートル）で、ウイルスの大きさを表すときに用います。

❖ **飛沫感染と空気感染**

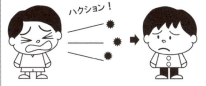
[飛沫感染]
せきやくしゃみの飛沫と一緒に飛散した病原菌を吸い込むことによって起こる感染です。

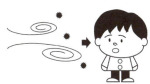
[空気感染]
飛沫よりさらに小さくて軽い飛沫核が空気中に長時間浮遊し、それを吸い込んで起こる感染です。

②母児感染

　母体から胎児や乳児に感染することを母児感染といい、水平感染に対し、**垂直感染**ともよばれます。母児感染には、胎盤を経由して感染する**経胎盤感染**、分娩の際に通過する産道で感染する**経産道感染**、母乳を通して感染する**母乳感染**があります。

➡**経産道感染**
分娩時に産道となる膣に存在する細菌やウイルスによる感染を経産道感染といいます。

❖ **さまざまな感染経路**

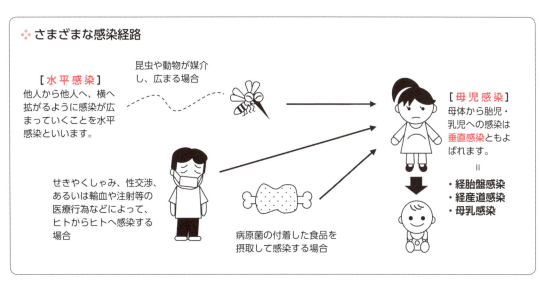

4 病原微生物の種類

感染症を引き起こす原因となる微生物を病原微生物や病原体などとよびます。病原微生物としては、細菌、ウイルス、真菌、原虫などがあります。

①細菌

1μm程度という、目に見えない非常に小さな単細胞生物が細菌で、病原性の高いものから、身体に常在する有用なものまで多数存在します。また細菌は分類方法もさまざまです。まず、すべての細菌はグラム染色とよばれる染色法により、紫に染まるグラム陽性菌と、濃い紅色に染まるグラム陰性菌に分類されます。そのほか菌の形状から、球体をしている球菌、棒状の桿菌、らせん状をしたらせん菌などに分けられます。さらに菌の配列状態から、球菌がぶどうの房のように並んだブドウ球菌、鎖状に並んだレンサ球菌などにも分類されます。また、生息するために酸素を必要とする細菌を好気性菌、酸素を不要とする、あるいは酸素があると生息できない細菌を嫌気性菌とよびます。

②ウイルス

0.2μm以下という、**細菌よりもはるかに小さな微生物が**ウイルスで、その姿は電子顕微鏡でなければ確認できません。しかし微生物といっても、生物をなす最小単位である細胞としての構造をもたず、自ら増殖することもできないため、正確には生物とはいえません。ウイルスは、**他の生体の細胞に進入し、その細胞の複製能力を利用して自らを増殖させる**ことができます。

③真菌

かびや酵母などを総称して真菌とよびます。細胞内にある核が核膜に覆われている生物を真核生物、核膜をもたない生物を原核生物といいますが、細菌が核膜をもたない原核生物であるのに対し、核膜をもつ真菌は真核生物として区別されます。また**真菌は細菌よりもはるかに大きい**です。

④原虫

1個の細胞からなる原始的な単細胞生物が原虫です。大きな特徴は**運動性をもつ**という点で、原生動物ともよばれます。原虫には赤痢アメーバやマラリア原虫、ランブル鞭毛虫、膣トリコモナスなどがあります。また多細胞からなる蠕虫（サナダムシとして知られる条虫などがあります）と合わせて寄生虫とよばれ、感染症である寄生虫症の原因となります。

➡常在菌
ヒトにはさまざまな常在菌が存在しています。腸に存在して消化を助ける乳酸菌や皮膚に存在して皮膚からの細菌侵入を防ぐ表皮ブドウ球菌、膣内に存在し細菌の増殖を防ぐデーデルライン桿菌などがあります。

➡グラム染色
顕微鏡を用いて細菌の観察を行う際、基本的かつ重要な染色方法がグラム染色です。色分けによりグラム陽性菌とグラム陰性菌に大別します。細菌の分類は治療法や薬剤を選択する上で重要です。

➡真核生物
核膜をもたない、つまり核としての構造があいまいで、染色体がそのまま細胞質内に存在する単純な生物を原核生物、核膜をもつ生物を真核生物といいます。真菌や原虫からヒトに至るまで多くの生物は真核生物です。

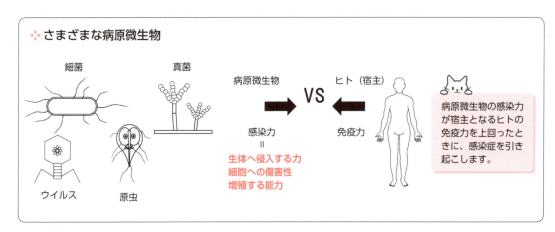

❖ さまざまな病原微生物

病原微生物の感染力が宿主となるヒトの免疫力を上回ったときに、感染症を引き起こします。

感染力 ＝ 生体へ侵入する力 細胞への傷害性 増殖する能力

Column ウイルスの功罪

感染症を引き起こす恐ろしい存在というイメージのあるウイルスですが、最近の研究では、体内に存在するウイルスが、**胎児の成長を守る役割を果たしたり**、**生物の進化に大きな影響を与えてきた**のではないか、といった報告もなされています。研究が進めば、人類にとって有益なウイルスなども生み出されるのでしょうか？

力がつく!! おさらいドリル

1 つぎの文章を読み、正しいものには○、誤っているものには×を書きましょう。

（1）微生物が生体内に侵入することを感染という。　　　　　[　　　]

（2）昆虫などは感染の媒介となりうる。　　　　　　　　　　[　　　]

（3）体内に常在している細菌は感染症を引き起こすことはない。[　　　]

（4）免疫力の増強は感染の予防に有効である。　　　　　　　[　　　]

（5）細菌はウイルスよりも小さい。　　　　　　　　　　　　[　　　]

2 空欄にあてはまる語句を書きましょう。

（1）感染しても症状が現れない状態が _____ 感染である。

（2）飛沫核感染は _____ 感染ともよばれる。

（3）生息するのに酸素を必要としない細菌を _____ という。

（4）かびや酵母などを総称して _____ とよぶ。

（5）核膜をもたない生物を _____ 生物という。

3 つぎの設問に答えましょう。

（1）日和見感染と何か。簡潔に説明しなさい。

[　　　　　　　　　　　　　　　　　　　　　　　　　　　　　]

（2）垂直感染とは何か。簡潔に説明しなさい。

[　　　　　　　　　　　　　　　　　　　　　　　　　　　　　]

力がつく！おさらいドリル　解答と解説

■1日目　病理学って何だろう？

1

(1) ×　**解説**　病理学では、肉眼で見える異常だけではなく、顕微鏡を用いて肉眼では見えない異常の観察も行います。また電子顕微鏡により分子レベルでの研究も行なわれています。

(2) ○　**解説**　採取した細胞そのものを観察する細胞診は、がん細胞の発見や診断に有効な方法です。

(3) ×　**解説**　迅速診断とは、手術中に病変の状態を確認するために行われる診断で、10分程度で検査結果が出て術者に伝えられます。手術の進行方法や方向性を決めるのに重要な判断材料となります。

(4) ○　**解説**　生体組織診では、10〜20％程度に薄めたホルマリン液（消毒薬としても用いられるホルムアルデヒド水溶液のこと）を用います。

(5) ×　**解説**　生体の外部から体内に侵入し病気を引き起こすウイルスや細菌、寄生虫などは病気の外因のうち、生物的因子に分類されます。

2

(1) 固定　**解説**　アルコールやホルマリン液などにより固定が行われます。

(2) 病理解剖（または剖検）　**解説**　病気で亡くなった方の遺体を遺族の承諾を得て解剖し、病気の原因などを調べます。

(3) 生体組織診（または組織診）　**解説**　細胞自体をみる細胞診に比べ、周囲の組織と比較することで、病気の状態を知ることができます。

(4) 物理的　**解説**　気圧は高山病や塞栓病など、温度は熱中症や熱傷、凍傷など、紫外線は皮膚がんなどを引き起こす原因となります。

(5) 医原　**解説**　病院内で発生する感染症（院内感染）なども医原病といえます。

3　**解答例**

(1) 生検ともいい、病理検査のうち、生体の病変部の細胞や組織の一部を顕微鏡で観察し、検査すること。

(2) 採取した細胞や組織に色をつけることにより観察しやすくする。

■2日目　先天異常

1

(1) ○　**解説**　先天異常は多くの場合原因が明らかになっていません。

(2) ×　**解説**　先天異常は出生前の原因に基づき、生まれつきもつ身体の異常をいいます。

(3) ○　**解説**　母体から受けるさまざまな影響や胎内の環境により異常が起こることがあります。また遺伝ではなく、突然変異的に現れる場合もあります。

(4) ×　**解説**　ターナー症候群は通常よりX染色体が少ないことで起こる異常です。X染色体が多いことで起こる異常はクラインフェルター症候群です。

(5) ○　**解説**　18トリソミーともよばれる染色体異常がエドワーズ症候群で、女児に多くみられます。

2

(1) 遺伝　**解説**　先天異常のうち、DNAそのものの異常による先天異常を遺伝病、染色体の異常による先天異常を染色体異常といいます。

(2) 21　**解説**　21番目の常染色体が1本多いために起こる染色体異常がダウン症候群です。低身長や小頭、目のつりあがった特徴的な顔つきなどがみられます。

(3) 5　**解説**　5番目の常染色体の構造異常が原因の猫なき症候群では、重度の知的障害がみられます。

(4) 胎芽　**解説**　妊娠12週頃になり、全身の器官の基礎ができあがった後に受けた原因により現れる異常を胎児病といいます。

(5) 伴性　**解説**　血友病や色覚異常、筋ジストロフィーなどが伴性遺伝により起こります。

3　**解答例**

(1) それぞれ1対2本ある常染色体が通常より1本多い状態のこと。

（2）両親の双方の遺伝子に異常があるときに発症する遺伝のこと。

解説　片方だけの異常では発症しません。ただし子は劣性遺伝の保因者となります。

3日目　細胞損傷①　細胞の死と再生

1

（1）○　解説　ウイルスや細菌、寄生虫などの微生物に感染することで細胞は傷害されます。

（2）×　解説　個体の死と同じように、死んだ細胞は元には戻りません。

（3）○　解説　毛髪や皮膚、粘膜などは生理的な再生を日常的に繰り返します。

（4）×　解説　骨格筋や平滑筋（心臓以外の臓器や血管をつくる筋）は再生能力が低い組織です。心臓を形成する心筋は再生能力をもちません。

（5）×　解説　生命の元である受精卵からつくられるES細胞に比べ、体細胞からつくられるiPS細胞は倫理的な課題も解決すると期待されます。

2

（1）最小　解説　すべての生物は細胞からなります。そのため生命の基本となる最小単位が細胞です。

（2）組織　解説　細胞が集まり一定のはたらきをもったものが組織です。さらに複数の組織が組み合わさり、器官を構成します。

（3）永久　解説　増殖、分裂を繰り返す細胞ですが、生涯を通して安定的に維持される必要のある中枢神経や心筋をなす細胞は分裂をしないため、永久細胞ともよばれます。

（4）再生　解説　中枢神経や心筋、眼球の水晶体など、損傷が起こると再生が期待できない組織、器官を再生させる技術が再生医療です。

（5）多能性　解説　受精卵のようにあらゆる細胞に分化できる能力＝多能性をもつ万能細胞がiPS細胞です。

3
解答例

（1）外部からの強い刺激によって重大な損傷を受けた細胞が死滅し、そしてその細胞の集合体である組織が死ぬこと。

（2）異常な細胞から身体を守ったり、生体が正常な形態や発達を保てるように行われる。

解説　身体の恒常性や正常な形態を維持するために自動的に機能するのがアポトーシスです。

4日目　細胞損傷②　可逆性の損傷と適応能力

1

（1）○　解説　変性は、その原因が取り除かれれば元の状態に戻ることができる可逆性の反応の一つです。正常な状態では全く、あるいはほぼみられない物質が増加し、細胞や組織に沈着することを変性といいます。

（2）○　解説　喫煙などの刺激は細胞分化の異常である化生を引き起こします。

（3）×　解説　老化によって臓器が萎縮する場合は生理的萎縮といい、病的なものではありません。

（4）×　解説　栄養不足により起こる萎縮は病的萎縮です。加齢や寝たきりなどにより起こる萎縮が生理的萎縮です。

（5）○　解説　トレーニングによる筋肉の肥大や他の臓器の機能を補うための肥大などは、生理的肥大で病的ではありません。

2

（1）変性　解説　何らかの原因によってある物質が細胞や組織に蓄積する状態が変性です。

（2）単純　解説　細胞の数が減り組織や器官が小さくなることで起こる萎縮は数的萎縮といいます。

（3）作業性　解説　労作性肥大ともいいます。

（4）代償性　解説　疾患や手術による摘出などにより、左右一対をなす器官のうち、一方の機能が失われたときにもう一方の器官がその機能を補おうとして起こる肥大が代償性肥大です。

（5）過形成　解説　細胞の過剰な分裂・増殖により起こるのが過形成です。組織や器官の増大を招くほか、ポリープ（粘膜に発生する隆起状の病変）などの原因となります。

3
解答例

（1）成熟した、特定の機能をもつ細胞・組織が別の機能をもつ細胞・組織へと変化すること。

（2）無為萎縮ともいい、長期の臥床（寝たきり）により筋肉が長く使われなくなったときなどに起きる。

解説　宇宙飛行士は長く無重力下におかれ筋肉を使わないため、筋力が著しく低下します。これも廃用性萎縮によって起こります。

5日目 代謝異常① 代謝の基本と糖・脂質の代謝異常

1

(1) ○ **解説** エネルギー不足により損傷した組織の再生に関与する細胞のはたらきが低下するなどの原因で創傷の治癒は遅延します。

(2) × **解説** ランゲルハンス島B（β）細胞の破壊に基づくのは1型糖尿病です。

(3) × **解説** 糖尿病患者の多くは2型糖尿病に分類されます。

(4) × **解説** BMIは体重（kg）÷身長（m）^{2}（体重を身長で2回割ります）で求めます。

(5) ○ **解説** 脂肪肝は肝炎や肝硬変、肝臓がんなどのリスクとなります。

2

(1) **糖質** **解説** 炭水化物ともよばれる糖質は、1個の糖からなる単糖類、2個の糖からなる2糖類、多くの糖が結合する多糖類などに分類されます。

(2) **グルコース** **解説** それ以上分解できない1個の糖からなる単糖類の一つがグルコースです。グリコーゲンはグルコースが多数結合した多糖類です。

(3) **インスリン** **解説** インスリンは血糖値を下げる作用をもちます。

(4) **9** **解説** 糖質とタンパク質のエネルギー値は1gにつき4kcalです。

(5) **25** **解説** BMI25以上は肥満と診断されます。

3 （解答例）

(1) 高分子の物質を低分子の物質に分解し、その過程でエネルギーを発生させること。
解説 反対に低分子の物質から高分子の物質を合成することを同化といいます。

(2) 脂質の蓄積により血管の内壁が肥厚し、弾力がなくなり、硬くなった状態。
解説 弾力がなくなり、硬くなった血管では勢いのある血流を生み出すことができません。

6日目 代謝異常② タンパク質・核酸・カルシウム・色素の代謝異常

1

(1) ○ **解説** 血漿中に最も多く存在するアルブミンは、物質の運搬や酸塩基平衡の維持、浸透圧の維持などのはたらきをもつタンパク質です。

(2) ○ **解説** 肝臓機能が低下するとアルブミンなど肝臓で生成されるタンパク質の産生が低下し、低タンパク血症を引き起こします。

(3) × **解説** 結石は過剰なカルシウムが蓄積して形成されます。

(4) ○ **解説** 核酸の代謝異常により過剰な尿酸が関節などに沈着し、炎症を引き起こして痛みが発生するのが痛風です。

(5) ○ **解説** 筋線維に存在するカルシウムイオンがアクチンとミオシンを活性化し、筋の収縮を起こします。

2

(1) **アミノ酸** **解説** アミノ酸が2〜10個程度結合した化合物がペプチド、10個以上結合した化合物（ポリペプチド）がタンパク質です。

(2) **尿素** **解説** タンパク質の最終的な代謝産物である尿素は水に溶けやすく尿中に排泄されます。腎臓の機能が低下し、尿素の排泄が減少すると血中の尿素濃度が上昇します。

(3) **アルツハイマー** **解説** アミロイドβの蓄積により正常な神経細胞が減少して脳が萎縮するため、認知症を引き起こします。

(4) **尿酸** **解説** レバーや魚卵、干物などプリン体を多く含む食品の過剰な摂取や飲酒によって尿酸の産生が増加したり、腎機能の低下などによって尿酸の排泄が減少すると高尿酸血症となります。

(5) **ビリルビン** **解説** 赤血球に存在するヘモグロビンが分解されるとヘムという赤色の色素とグロビンというタンパク質になります。ヘムが分解されて鉄とビリルビンになります。

3 （解答例）

(1) アミロイドとよばれる線維状のタンパク質が全身の各組織に沈着することにより、その部分の器官に機能障害を引き起こす状態。

(2) 有害な紫外線を吸収し、人体を保護する役割をもつ。
　　解説　皮膚や毛髪に存在する黒褐色あるいは黒色の色素がメラニンです。代謝異常によって頭皮のメラニン細胞がメラニンを産生しなくなると白髪になります。

■7日目　循環異常①　体液と循環異常

1

(1) ×　解説　リンパは心臓付近で静脈に合流します。
(2) ○　解説　充血は運動や精神的興奮などでも起こります。
(3) ×　解説　虚血による細胞・組織の死＝壊死が梗塞です。壊死は不可逆的な状態です。
(4) ×　解説　血液の全成分（おもに赤血球）が血管から漏れ出た状態を出血といいます。血液が体内に留まっている場合は内出血とよびます。
(5) ×　解説　浮腫が肺で起こる肺水腫では、肺胞内に水が貯まりガス交換が障害され命に関わります。また脳で起こる脳浮腫では貯まった体液が脳を圧迫するため致命的な状態になります。

2

(1) **間質（または組織）**　解説　この流れが滞ると浮腫になります。
(2) **チアノーゼ**　解説　動脈血酸素飽和度が低下し、皮膚や粘膜が青紫色になる状態をチアノーゼといいます。口唇や爪床で顕著にみられます。
(3) **紫斑**　解説　外傷などによって明らかに血管が損傷して起こる場合と、炎症などによって血管から血液成分が漏れ出て起こる場合があります。
(4) **下血**　解説　消化管からの出血が逆流し口から排出される場合は吐血といいます。
(5) **喀血**　解説　「喀」とは、胸やのどに詰まったものを吐き出すことをあらわします。

3　解答例

(1) 充血が、動脈の拡張により局所の動脈血が過剰になる状態であるのに対し、うっ血は静脈の血流が滞り、局所の静脈血が過剰になる状態をいう。
(2) 圧迫や血管の閉塞、狭窄などにより、ある部分の動脈の血流量が減少することで起こる局所的な貧血状態のこと。

■8日目　循環異常②　血管の閉塞とショック

1

(1) ×　解説　動脈硬化のみられる場所では血流が悪く、血栓や塞栓が発生しやすくなります。
(2) ○　解説　動脈と異なり、心臓の拍出力の影響をあまり受けない静脈の血流は弱く、塞栓症が起こりやすくなります。また静脈の血流は歩行などの運動による筋肉の収縮によって助けられています。長時間にわたり動かないでいることで静脈の塞栓症を引き起こしやすくなります。
(3) ○　解説　体液に溶け込んでいる空気が気泡化し、血管を塞ぐことがあります。
(4) ○　解説　脱水などによって体液が大量に失われ、循環する血漿量が減少することでショックを引き起こします。
(5) ×　解説　アナフィラキシーショックは血管分布異常性ショックに分類されます。

2

(1) **再疎通**　解説　器質化された組織を流れる毛細血管によって元の血流が再開します。
(2) **側副血行路**　解説　側副血行路は本来のルートではないため、血流によって血管が損傷し、大きな出血を引き起こす危険もあります。
(3) **心タンポナーデ**　解説　収縮と拡張を繰り返すことにより心臓は血液を押し出します。心タンポナーデにより心臓の拡張が損なわれると十分な量の血液を送り出すことができません。
(4) **心原性**　解説　心筋梗塞などにより心臓のポンプ機能が低下し、血液循環が損なわれて起こるショックが心原性ショックです。
(5) **ウォーム**　解説　感染性ショックにより末梢の毛細血管が拡張して血流が増加し、一時的に皮膚が温かくなることをウォームショックといいます。

3　解答例

(1) 血栓などの異物を毛細血管や線維芽細胞などからなる肉芽組織が取り囲み、マクロファージなどにより分解・処理され、肉芽組織へと置き換えていく過程のこと。
　　解説　異物を生体組織の一部へとつくり変える作業です。

（2）大量の出血など、血液循環の異常により血圧が低下し、十分な血液供給を得られない臓器が機能不全に陥った状態。

■ 9日目 腫瘍① 腫瘍の原因と分類

1

（1）○ 解説 人種は体質にも現れ、腫瘍（とくに悪性腫瘍）の内因性の原因となります。
（2）○ 解説 たばこには数百種類もの発がん性物質が含まれています。
（3）× 解説 転移するのは悪性腫瘍の特徴です。
（4）○ 解説 通常は悪性腫瘍の方が良性腫瘍に比べて進行が速くなります。
（5）× 解説 浸潤性増殖を示す悪性腫瘍は周囲の組織との境界が不明瞭であることが多いです。

2

（1）がん（または悪性新生物） 解説 良性腫瘍と悪性腫瘍＝がんでは、その増殖方法や細胞の異型性、生命への危険度などが異なります。
（2）ヒトパピローマ 解説 ヒトパピローマウイルス（HPV）はおもに性交渉によって感染します。
（3）がん腫 解説 がん腫は肉腫（非上皮性悪性腫瘍）に比べて頻度が高く、加齢により発生のリスクも高まります。
（4）肉腫 解説 がん腫に比べ発生の頻度は極めて低いですが、幅広い年齢層に起こります。
（5）高い 解説 細胞の異型性は良性か悪性かを見極める基準の一つです。

3 解答例

（1）発生した場所でのみ増殖し、その周囲の組織を圧迫しながら腫瘍の範囲を拡げていく増殖方法。
（2）がん細胞が周囲の組織を破壊しながらその組織に入り込んで浸みこむように増殖する方法。

■ 10日目 腫瘍② 悪性腫瘍の転移と鑑別

1

（1）× 解説 全身の静脈血は心臓を経由して肺に入ります。そのため肺への転移は多くなります。また消化管から門脈によって血液を集める肝臓にも転移が起こりやすいです。
（2）○ 解説 胃がんの左鎖骨上窩リンパ節へのリンパ行性転移をウィルヒョウ転移といいます。
（3）× 解説 分化度が高いほど正常な細胞に類似しており、悪性度が低いです。
（4）× 解説 がんの病期鑑別は、臨床データに基づく臨床病期や病理診断に基づく病理病期などが用いられます。
（5）○ 解説 粘膜層で留まっている場合は早期がんとされ、完治できる割合が高いです。

2

（1）原発巣 解説 転移により発生した病巣は転移巣といいます。
（2）血行性 解説 転移は血行性、リンパ行性、播種性の3パターンで起こります。
（3）クルッケンベルグ 解説 胃がんから転移した卵巣がんをクルッケンベルグ腫瘍といいます。
（4）シュニッツラー 解説 直腸と子宮によって形成される腹腔の最深部がダグラス窩です。
（5）腫瘍マーカー 解説 血液や尿に含まれる腫瘍マーカーを調べることでがんの発生や種類を知ることができます。

3 解答例

（1）腫瘍細胞が発生した器官を覆う膜を破り、体腔にばらまかれるようにして起こる転移。
（2）腫瘍の大きさ、リンパ節への転移の程度、遠隔臓器への転移 の3つ（順不同）

■ 11日目 炎症① 炎症の原因と経過

1

（1）○ 解説 発熱は炎症の4徴候の一つです。
（2）× 解説 外界から侵入し、炎症の原因となるウイルスなどは炎症の外因です。
（3）○ 解説 放射線や温熱刺激、圧力などは炎症を引き起こす物理的因子です。
（4）× 解説 炎症細胞としてのはたらきを担うのはおもに白血球です。
（5）× 解説 急性炎症はときに慢性化することがあります。

2

(1) **発赤（ほっせき）** 解説 炎症部位の血管が拡張して血流が増え、赤みを帯びます。
(2) **腫脹（しゅちょう）** 解説 炎症反応により炎症部位の血流が増えたり、血漿成分が漏れ出ることで腫脹します。
(3) **機能障害** 解説 炎症によって損傷すればその部位の機能に障害が現れます。
(4) **内皮** 解説 毛細血管の血管壁にある細胞が血管内皮細胞です。
(5) **好中球** 解説 慢性炎症ではリンパ球が中心となって炎症反応を起こします。

3
解答例

(1) 基本的病変のひとつで、有害な刺激（異物）に対して、身体を防御しようとして起こる生体反応のこと。
解説 生体には有害な刺激（異物）を排除するしくみが備わっています。この機能が免疫です。免疫のしくみが発動したときにあらわれる生体反応が炎症です。
(2) 炎症細胞が透過性の亢進した血管から移動して炎症部位に集まること。
解説 炎症細胞の浸潤が起こることにより炎症部位で有害刺激を排除したり、組織の修復などが行われます。

12日目 炎症② 炎症のメカニズム

1

(1) **×** 解説 好中球、好酸球、好塩基球は顆粒球です。
(2) **○** 解説 単球が血管の外に出て組織中に存在するものがマクロファージとよばれます。単球は、肺胞に存在する肺胞マクロファージ、肝臓に存在するクッパー細胞、骨に存在する破骨細胞、脳に存在するミクログリア細胞などと、存在する場所によって異なる名前でよばれます。
(3) **○** 解説 炎症以外の原因によって漏れ出る場合は濾出といいます。
(4) **○** 解説 炎症によって血管の透過性が亢進して血液成分が漏れ出るため、滲出液の方が含まれるタンパク質やフィブリンの量が多くなります。
(5) **×** 解説 肉芽組織の毛細血管や線維芽細胞が消失し、膠原（コラーゲン）線維だけとなったものを瘢痕とよびます。

2

(1) **オータコイド** 解説 薬理作用をもつ生理活性物質であるオータコイドは、おもに分泌した細胞の周囲に作用を発揮します。同じ生理活性物質でも、細胞から産生され血液によって運ばれて別の器官の機能を調節するものをホルモンといいます。
(2) **サイトカイン** 解説 サイトカインは白血球の遊走を助けたり、白血球のはたらきを活性化したり、細菌やウイルスの増殖を抑制するはたらきなどがあります。
(3) **肉芽** 解説 豊富な毛細血管や線維芽細胞によって損傷した病変を修復します。
(4) **拘縮** 解説 皮膚のひきつれである瘢痕拘縮は、瘢痕が形成されるときの面積や長さが損傷前よりも縮小し、かつ弾力性を失うために起こります。
(5) **ケロイド** 解説 ケロイドが生じた皮膚は周囲に比べて硬く盛り上がり、赤みを帯びるなどの特徴を示します。

3
解答例

(1) ある細胞から遊離し、炎症反応や免疫反応を他の細胞へと伝達する化学伝達物質のこと。
(2) 異物によって死んだ細胞や病原微生物などの異物を自身に取り込んで分解し、処理する作用。

13日目 免疫の異常

1

(1) **×** 解説 疾患や医薬品など、後天的な原因により引き起こされることもあります。
(2) **×** 解説 移植した他人の臓器を非自己と認識し、排除しようとして免疫反応＝拒絶反応が起こることがあります。
(3) **○** 解説 Ⅰ型アレルギーは即時型のアレルギーで、アナフィラキシー型ともよばれます。
(4) **×** 解説 気管支喘息はⅠ型アレルギーに分類されます。蕁麻疹やアトピー性皮膚炎などもⅠ型アレルギーです。
(5) **×** 解説 慢性甲状腺炎ともよばれる甲状腺機能低下症は橋本病です。

2

(1) **抗原** 解説 抗体を産生する原因となる異物が抗原です。

(2) **エイズ（AIDS：後天性免疫不全症候群）** 解説 免疫システムが正常に機能しないため、さまざまな疾患に罹患しやすくなります。

(3) **Bリンパ球（または形質細胞）** 解説 Tリンパ球により活性化したBリンパ球は形質細胞（プラズマ細胞ともよばれます）となり、抗体を産生します。

(4) **過敏** 解説 抗原に対し過敏になり、生体にとって不利益な症状を引き起こすのがアレルギーです。

(5) **免疫寛容** 解説 自己を非自己として認識して攻撃させないためのしくみが免疫寛容です。

3 解答例

(1) 外部から侵入する微生物や体内に存在する物質、細胞などを非自己として認識し、それらを排除して自己を守ろうとするシステムのこと。

(2) 移植片対宿主反応を予防するため。
解説 放射線によってリンパ球を傷害し、そのはたらきを抑制することで、移植先の生体に対して起こる免疫反応、すなわち移植片対宿主反応を防ぎます。

■ 14日目　感染と病原微生物

1

(1) **×** 解説 侵入するだけではなく、細胞や組織に定着し、増殖することを感染といいます。

(2) **○** 解説 蚊などの昆虫や、ダニなどの節足動物などは感染の媒介となります。

(3) **×** 解説 免疫力が低下している場合には体内に常在する菌によって感染症を発症する場合があります。

(4) **○** 解説 感染予防の3原則は、病原微生物の除去、感染経路の遮断、そして免疫力の増強です。

(5) **×** 解説 ウイルスのほうが細菌よりもはるかに小さいです。

2

(1) **不顕性** 解説 症状が現れた顕性感染の状態が感染症です。

(2) **空気** 解説 非常に小さな粒子が長時間にわたって空気中を浮遊することにより感染を引き起こしやすくなります。

(3) **嫌気性菌** 解説 反対に生息するのに酸素を必要とする細菌が好気性菌です。

(4) **真菌** 解説 かびや酵母、きのこなどはすべて真菌に分類される微生物です。食品を発酵させる際に用いるなど、人間にとって有用なものも多いですが、感染症の原因ともなります。

(5) **原核** 解説 核膜をもつ生物は真核生物です。私たち人間も大きく分類すれば真核生物です。

3 解答例

(1) 免疫力が低下することで、通常では感染を引き起こさないような病原性の低い微生物によって起こる感染のこと。

(2) 胎盤や産道、あるいは母乳を介して母体から胎児や乳児に感染することで、母児感染ともいう。

要点整理とドリルで、人体の基本を初学者でもムリなく学習！

3週間でおさえる　0時間目のメディカルドリル

人体のしくみとはたらき 要点整理&ドリル

入学前から差をつける解剖生理学のキホン　第5版

編集　SENKOSHAメディカルドリル編集部

本体1,500円＋税　AB判／96頁＋別冊100問テスト&別冊100問テスト解答集
ISBN978-4-906852-30-7

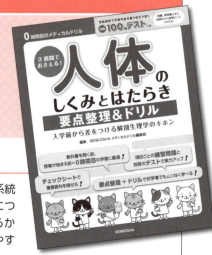

解剖生理学を学習する前にまずは知っておきたい人体の基本を学習するドリル。21の系統ごとに要点整理とおさらいドリルで学習するから、未学習内容でもムリなく知識を身につけることができます。別冊で学習内容をふり返る総仕上げの100問テストがついているから、入学予定者への予習用の課題としても最適。教科書が読みやすくなり、授業が聞きやすくなることで、入学後の学習効率をアップさせます！